医道

探源

曹东义————审订

李旭阳————主编

山西出版传媒集团　山西科学技术出版社

·太原·

图书在版编目（CIP）数据

医道探源 / 李旭阳主编 . — 太原 : 山西科学技术出版社 , 2024.6

ISBN 978-7-5377-6287-8

Ⅰ . ①医… Ⅱ . ①李… Ⅲ . ①中医学－医学史 Ⅳ . ① R-092

中国国家版本馆 CIP 数据核字（2023）第 124058 号

医道探源
YIDAO TANYUAN

出 版 人	阎文凯	
主 编	李旭阳	
审 订	曹东义	
策 划 编 辑	翟 昕	
责 任 编 辑	杨兴华	
助 理 编 辑	文世虹	
封 面 设 计	吕雁军	

出 版 发 行　山西出版传媒集团·山西科学技术出版社
　　　　　　　地址：太原市建设南路 21 号　邮编　030012
编辑部电话　0351-4922078
发行部电话　0351-4922121
经　　　销　各地新华书店
印　　　刷　山西苍龙印业有限公司

开　　本　880mm×1230mm　1/32
印　　张　9.5
字　　数　208 千字
版　　次　2024 年 6 月第 1 版
印　　次　2024 年 6 月山西第 1 次印刷
书　　号　ISBN 978-7-5377-6287-8
定　　价　54.00 元

《医道探源》编委会

序

看到《医道探源》的书稿，心中很是高兴。

曹东义主任多年来致力于中医药的科研、临床与文化传播，自己主编和参与编写的学术著作有几十部之多，他著有《走近中医大家朱良春》《走进中医大家路志正》，主编有《河北中医名师图录》，最近写他的书籍也出版了。

作家愚公胡君先生所写的纪实文学《岐黄使者——仲景村走来中医名家曹东义》，已经由陕西太白文艺出版社正式出版，这是一部传记性文学作品，是描写曹主任学医拜师、研究学术、捍卫中医、临床治病、传播学术、倾心带徒、保护传统知识等多方面全景式的著作，并且得到国医大师路志正先生和李佃贵大师、山西省名中医马华教授、重庆荣昌刘世峰先生等作序和推荐。我相信这部由曹东义弟子传人编写的《医道探源》，可以与作家愚公胡君先生的《岐黄使者——仲景村走来中医名家曹东义》相映互补，让人们更容易理解为什么曹东义可以称为"岐黄使者"。

当然，这个称呼的来历，不是作者随意起的书名，此前曾应陕西省新闻出版局要求，由河北省卫健委、省中医药管理局组织河北中医学院对书稿进行审阅，认为"通篇内容比较真实，包括求学、创业、科研、著述、拜师、传承、捍卫中医等，从中可以看出曹东义教授对中医事业的热情和责任感，其所作所为可赋'使者'一语。"

《黄帝内经》中，黄帝与岐伯讨论脏腑之间的关系说："愿闻十二脏之相使，贵贱何如"，岐伯把十二脏腑的分工合作进行了论述，并且告诫说"凡此十二官者，不得相失也"，否则"使道闭塞而不通，形乃大伤，以此养生则殃，以为天下者，其宗大危，戒之戒之"。中医的方剂组成，也有君臣佐使的指导原则。由此可见，使者的重要任务就是沟通和联络，融合各种因素成为一个整体。所以中医需要一大群使者去响应时代的召唤，曹东义不过是其中有代表性的一员。

我与曹主任一起工作多年，可以说对于他的很多事情，应该是比较了解的，但是由于他"高调做事，低调做人"，为中医事业可以挺身而出做斗士，对于自己个人的奋斗过程以及取得的成绩，经常是"秘而不宣"，通过阅读曹主任这两部作品，让我们看到了"岐黄使者"的精神广为传播，也让大家一起为中医事业的伟大复兴而共同奋进。

　　至于本书说了哪些具体内容，相信读者通过目录，以及里边的内容，必然可以求仁得仁，寻智见智，我就不再逐项仔细介绍了。

河北省中医药科学院书记、院长　陈虎

2024年1月

前 言

几年前的一个夏天，我们一行人前往曹东义老师的住处，聆听老师讲述中医外感热病学发展的课程，曹老师引经据典，触类旁通，给我们上了一堂别开生面的中医课，这对于初踏医道的我来说，倍感震撼，震撼于曹老师知识之渊博，震撼于曹老师对中医认识之深入，更震撼于医道源远流长、绵延数千年的分量。

高山仰止，景行行止，从那天开始，我们便萌生了收集整理曹老师相关论文的想法，希望为中医传承做一点贡献，曹老师很赞同我们的计划，鼓励我们年轻人勤总结、多尝试，于是在曹老师的具体指导下开始了本书内容的收集工作，经过几年的整理，书稿逐渐成形，在同门师友的共同努力下，几经校订，最终完成。

本书最初拟定书名为《曹东义说中医》，后与编辑、老师商定，最终确定为《医道探源》，意在彰显中医博大精深的医学体系，源远流长的历史传承。在书中，曹老师对中医的传承、发展脉络进行了梳理，为我们呈现了一幅生动的中医历史画卷。通过曹老师的讲述，我们不仅能领略中医的精髓，更能感受中医文化的独特魅力，其中内涵值得细细拜读，认真体悟。本书分为四个章节：医道之源、医道之传、医道之争、医道之薪。"医道之源"收集了曹老师研究中医起源的文章，这些文章从上古神话、传说、历史入手，以小见大，剖析其背后隐喻的社会历史、哲学内涵，寻找中医乃至中华文明的根基和起源，探讨中医和中华文明密不可分的关系。"医道之传"以中医历史发展为线索，讲述了从秦汉到明清一代代医家对中医的继承和探索，曹老师用翔实的史料，论证了一系列观点，总结了每位医家在其历史阶段面临的困境和探讨解决的医学问题，为后学者提供了学习和创新的方向。"医道之争"收录了曹老师几十年来为中医科学性问题、为中医事业传承发展的认识，曹老师用缜密的逻辑、精准的语言，逐个击破那些谣言歪风，这些文字宛若灯塔，穿透黑暗，照亮前方。"医道之薪"收录了关于曹老师学术思想的文章，这些文章深刻剖析了当代医学的利弊和发展瓶颈，为中医如何面对新世界、新挑战指明方向，为中医传承和发展提供了思想。

　　经过一遍遍整理、修改、校对，本书终于付梓出版，整理的过程也是学习的过程，我常常在曹老师的文字中流连忘返，震撼于曹老师严谨的考据、新颖的观点，每每掩卷沉思，感触良多。"问渠那得清如许，为有源头活水来"，学习中医，认识中医，就要探析其源头。中华文明源远流长，中医作为中华文明非常重要的一部分，护佑中华民族绵延数千年，它伴随着整个中华文明的发展而历久弥新，已经和中华文明血肉交融，无法分割，中医药学是打开中华文明宝库的钥匙，学习中医，就不能离开中国传统文化，要了解中国文化，中医一定是关键钥匙。薪火相传是文明的象征，也是事业发展的保障，跟随曹老师的文字，穿梭在历史之间，那一份沉甸甸的历史厚重感扑面而来，我们仿佛能看到上古人类同病魔的斗争，秦汉先祖对医道的探索，唐宋元明清一代代医家孜孜不倦、薪火相传的追求，那种独属于中华民族的精神被一代代传承，而今天，这种精神又何尝少耶！许许多多中医人在中医路上探本溯源，推陈出新，为中医事业不懈奋斗，曹老师无疑就是这样一位岐黄使者，更是这个时代的一个中医符号。整理曹老师的学术思想，让我们也产生了一种使命感，希望能尽自己的绵薄之力将中医之火传递下去。念及至此，我充满信心，有祖先的根基，前辈的传承，中医发展，未来可期，吾辈更当勉励！

中医后学：李旭阳

2024年4月

引言：给世界打上健康烙印

世界80亿人口，无论黄头发、黑头发，还是白皮肤、黑皮肤，也不论男人或女人，还是老人或年轻人，都喜欢"健康"而害怕"不健康"，希望远离"亚健康"。那么，什么是健康？它的标准如何确定？全世界关于"健康"的概念是如何形成的？

"健康不仅仅是没有疾病或虚弱表现，还要具有完好的身体素质、精神健全和和谐的社会关系。"世界卫生组织关于"健康"的概念是如何产生的？当我们把追溯的目光投向历史深处时，我们惊奇地发现，它被提出和采纳的过程，不但与中国文化有关，而且与联合国的成立有着千丝万缕的联系。在健康概念之中，融入了浓厚的中国"和谐文化"的元素，体现出中医学术"形神一体"的特质，铭刻着深深的中国印痕。

为了说明健康概念里这些深厚的意蕴，我们不得不把目光聚焦于半个世纪之前的世界形势。

◆ 多党合作，共同创建联合国

1945年，为了创建联合国，国民政府需要派遣代表团到美国参加会议，而派谁去参加联合国的制宪会议，曾经是颇费脑筋的事情。根据3月26日宣布的中国代表团10人名单来看，这个代表团就有些"联合国"的意味，因为其中除了当时执政的国民党代表之外，还包括中共代表董必武等其他党派人士、无党派民主人士。这就是当时中国大陆各种政治势力的代表，也是第二次世界大战即将结束之际复杂国际形势互相制约、互相依存，在中国大陆暂时平衡的结果。

1945年4月7日，宋子文率领由顾维钧、魏道明、王宠惠、胡适、董必武、吴贻芳、李璜、张君劢、胡霖等人组成的中国代表团赴美国旧金山，出席1945年4月25日召开的联合国宪章制宪会议并参与联合国的筹建工作。宋子文为联合国会议四主席之一，也是指导委员会、执行委员会、提名委员会及程序委员会成员。随团前往的记者很多，宋子文的机要秘书施思明先生，也是随行人员之一。正是有了这次参与，施思明成了世界卫生组织的发起人，也成了世界健康概念的起草者。

1945年4月25日下午5时20分，联合国成立大会的开幕盛典在旧金山市歌剧院隆重举行。经过一系列紧张而细致的工作，6月25日，联合国大会举行全体会议，一致通过了《联合国宪章》。按照四个被邀请的常任理事国英文字母的顺序，中国是第一个在宪章上签字的国家。中国代表团在签字时使用的毛笔、砚台、墨汁，为签字仪式增添了浓厚的中国文化色彩。中国代表团中的8人在《联合国宪章》上庄严地签上了自己的名字，这一宝贵的历史记录至今仍保存在纽约联合国总部。

联合国成立的主要目的是为了维护世界和平，因此，在通过的《联合国宪章》中，并未提及卫生工作的内容，也没有提及要建立一个国际卫生机构。有医学背景，又是大会主席之一宋子文机要秘书的施思明，注意到这个缺憾，从而引发了其成立世界卫生组织的构想，当然，起初他的设想只是成立一个国际性的卫生机构，"世界卫生组织"这个具体名称在后来的运作过程之中才被确定。

◆**中国政府发起成立世界卫生组织**

世界卫生组织虽然也是世界性的机构，但是，两者的性质有着明显的不同。成立联合国，依靠的是政治与军事的实际力量；创建世界卫生组织，需要的是专业的卫生与健康知识。世界卫生组织的宗旨，是使全世界人民获得尽可能高水平的健康。施思明先生之所以会想到要建立世界性的卫生组织，与他的成长经历、个人的知识背景密不可分。

施思明1908年4月5日生于天津，是中国20世纪初杰出外交官施肇基博士的长子。其父施肇基博士曾任中华民国驻英国、美国大使，以及中华民国外交部部长，并曾出任中华民国驻联合国代表。

在施肇基博士任驻英国大使期间，施思明随父移居英国，就读于温彻斯特公学，后于剑桥大学基督学院获得医学硕士学位。毕业后至1934年返回中国期间，施思明曾在英国圣·托马斯医院（St Thomas' Hospital）实习，圣·托马斯医院坐落于伦敦的一个贫穷地区，主要服务于普通大众，这段实习经历让施思明立志在公共医疗卫生领域做出自己的贡献。

1934年，施思明返回中国，参加中国医学会上海支会，并于1936年被选为上海支会总行政秘书。1941年日本空袭珍珠港后，施思明进入国民政府负责美国租借法案的相关工作。1941年，施思明前往美国，出任时任国民政府财长宋子文的机要秘书，并继续参与租借法案的对华实施。后施思明以中国代表团成员及医学专家身份出席了在旧金山举行的联合国成立预备会议。

联合国大会设有7个主要委员会，根据施思明的初步提议，社会人道主义与文化委员会（第三委员会）的第二次会议，召开了建立世界卫生组织的有关会议。他撰写的草案与文件，得到国际劳工同事威尔弗莱德·詹克斯的支持，后此草案被作为中国和巴西代表团的共同决议提交给会议。施思明最初虽然想让中国代表团作为首先提案国，但想到把巴西代表团加上，有助于得到广大拉丁美洲国家的选票。最终，中国和巴西代表团采取不同的步骤，由各自的外事办公室向各国代表发出照会，请求他们支持决议，并邀请美国政府以东道主的身份确保大会在其领土上举行。他提交的议案是用声明的形式写成的，这个决议最终被联合国大会接纳并得到了压倒性的支持。

1945年底，施思明辞去了联合国善后救济总署的工作，专心准备建立世界卫生组织。1946年2月15日，联合国经济与社会理事会采纳了中国和巴西代表团在旧金山会议上提出的《关于建立一个国际性卫生组织的宣言》，一致同意召开国际健康卫生会议，并认识到在公共健康领域采取世界性行动的紧迫性，建议成立统一的联合国国际卫生组织。"技术筹备委员会"于1946年3月在巴黎召开，施思明与加拿大精神病学院，负责起草章程的序言。

施思明与精神病学者布罗克·奇索姆密切合作，撰写了《世界卫生组织章程》，他对健康的表述是："个人精神上的满足和情绪上的健康，是人类和谐关系的要素。"后来经过反复斟酌，在世界卫生大会上进一步确定为："健康不仅仅是没有疾病或虚弱表现，而且要具有完好的身体素质、精神健全和和谐的社会关系。"

世界卫生大会于1946年6月19日至7月22日在纽约召开，并在联合国的领导下，建立了统一的国际卫生组织。以沈克非博士为首席代表的中国代表团，参加了世界卫生组织的筹建工作。会议签署了《世界卫生组织组织法》。1948年4月7日，该法案得到26个联合国会员国批准后生效，世界卫生组织宣告成立。因此，每年的4月7日也就成为全球性的"世界卫生日"。1948年6月24日，世界卫生组织在瑞士日内瓦召开的第一届世界卫生大会上正式成立，总部设在日内瓦。

世界卫生组织关于健康的定义，一般被概括为"身体、精神及社会生活中的完美状态"。后来人们根据这个原则，进一步细化为十条具体的标准：

（1）精力充沛，能从容不迫地应付日常生活和工作的压力而不感到过分紧张。

（2）处事乐观，态度积极，乐于承担责任，事无巨细不挑剔。

（3）善于休息，睡眠良好。

（4）应变能力强，能适应环境的各种变化。

（5）能够抵抗一般性感冒和传染病。

（6）体重得当，身材均匀，站立时头、肩、臂位置协调。

（7）眼睛明亮，反应敏锐，眼睑不发炎。

（8）牙齿清洁，无空洞，无痛感；齿龈颜色正常，不出血。

（9）头发有光泽，无头屑。

（10）肌肉、皮肤富有弹性，走路轻松有力。

◆ 健康的人体精神好

世界卫生组织关于"健康不仅仅是没有疾病或虚弱表现，而且要具有完好的身体素质、精神健全和和谐的社会关系"的概念，充分体现出中医学"形神一体"的学术特色。

在西方的历史上，也曾经探索过精神的归属问题，精神与身体的关系也被概括为灵与肉的关系。在相当长的时间里，一般把精神问题交给教堂，而把身体的疾病交给医生，是一个"形神分离"的状态，或者叫"二元论"。亚里士多德将《论灵魂》列为"第二哲学"的范畴。他认为肉体只是质料，灵魂才是实体。灵魂分为3个部分，有理性、感觉和营养的机能。天堂和地狱的种种传说，向人们灌输"魂归何处"的说教。

《孟子·告子上》："心之官则思。思则得之，不思则不得也。"这与《黄帝内经》主张的"心主神明"的内涵是一致的，也就是把人的精神与人体的五脏紧密联系在一起，是形神不分离的"一元论"思想。虽然，中医主张"心主神明"，但是并不是说各种精神活动只与心有关，而是与五脏都有关。心藏神，肺藏魄，肝藏魂，肾藏志，脾藏意；心在志为喜，肺在志为悲，肝在志为怒，肾在志为恐，脾在志为思。人的喜怒哀乐，都与五脏有关，所以五脏又称"五神脏"。人体快乐的时候，有情绪表达出来，不高兴的时候，也有情绪表达出来，有病的时候也可以在精神、情绪上有所反映，这些都与五脏的功能状态有关系。只要一种情绪长久不能释怀，就会损伤人体的气机运行，从而导致内脏的病变。比如，怒伤肝，周瑜因此而死于大怒；悲伤肺，林黛玉红颜薄命与其性格也有关系；受惊之后，或者紧张的时候二便失禁，或者考试时紧张总上厕所，与惊恐伤肾有一定关系。

由于中医主张"形神一体"，所以其养生的主要观念，就是重视养神。正如古人所说："善养者养神，不善养者养身。"很多人尽管经常锻炼身体，却仍然不能免于患病也与其只重视锻炼形体，而没有很好地注意保养精神有关。心境、心态、意志对一个人健康的影响是不容忽视的。

◆社会和谐是健康的保障

"和谐的社会关系"是每一个人健康的必要条件之一，而每个人又是构建和谐社会必不可少的元素。个人内心的和谐与整个社会的和谐，是一个事物的两个方面，缺一不可。

儒家的经典《中庸》中说："喜怒哀乐之未发，谓之中；发而皆中节，谓之和。中也者，天下之大本也；和也者，天下之达道也。致中和，天地位焉，万物育焉。"这段论述把人体喜怒哀乐的变化，看成有关天下的"大本""达道"，可见人体的精神状态，对于整个世界和谐与繁荣是至关重要的。

中医认为，人体喜怒哀乐的情绪变化，也受"升降出入"规律的支配。喜怒哀乐只要是"适中"地发放，就是生命和谐的音符，是一个人正常的生理表现。假如喜怒哀乐不加节制，或者不适当地发放，这个人的神志就出了问题，健康也就会受影响。假如世人都能够喜怒哀乐"发而中节"，这个世界就美好、和谐；反之，如果世人的喜怒哀乐不能"发而中节"，而是随意地释放，整个世界就会一片混乱。

严格地说来，"和谐"的出现，是多元共存的结果。因为"一物独大"不需要和谐，只有两个元素也很难和谐，而只有多元共存才需要和谐。大千世界，各色人物，生活方式不同，心理素质不一样，想要达到和谐的境界，就不能没有互相帮助、互相制约。

互相帮助、互相制约的关系，如果普及到每个人，上升到哲学的高度进行概括，就是"五行学说"。金木水火土的五才，都是天生而地成，地生而天成的。五行之中，充满了相生与相克。"一个（元素）也不能少"，在所有元素都共存的基础上，于变化、运动之中求得和谐的有序和稳态。五行学说的理论体现了古人的智慧，也是人体脏腑和谐，气血通畅，维护健康，构建和谐社会应该借鉴的思想元素。

总之，世界卫生组织关于"健康"的定义，既重视人体的身体健康，防病治病，也强调人精神的完满状态，以及人与社会良好沟通的和谐。这些要素之中，处处体现着中华文化的精神内涵，与中医的理论完全一致。

目　录

第一章　医道之源

　　中医学只有几千年的历史，而人类历史早已有几百万年。在中华大地上，先民们认识自身、探索医药规律的历史，口耳相传的过程一定是超越了有文字记载的五千年。因此，传说时代留下的神话故事，很大程度就是中医学起源的思想基础。

　　中华民族对于天地万物的起源，虽然有神话传说，但是这些传说都是在"自然生成"基础上的演绎，是利用自然规律的"再创造"，而不是"神造万物"。所以，中国神话也是自然生成的一部分。

传说时代，启迪中医思想

中华民族历史悠久，有很多著名人物都是来源于传说，尽管大家都自称是炎黄子孙，最先留下名字的人并不是"炎、黄"。因为炎、黄争天下，在张家口市涿鹿县发动了有史以来的第一次"天下大战"，这必然是物质与文化高度发展之后才会出现的历史现象。

谁启迪了炎、黄的思想？也就是说，炎帝神农氏、黄帝轩辕氏，不管他们出生在哪里，也不管他们原来过得怎么样，有一天，或者有一年，他们都想到了要去涿鹿"争天下"。"争天下"出现之前，中华文化已经发展了若干年。那么，是谁启迪了他们的思想？谁给了他们智慧，让他们去争天下？

争天下不是一个好玩的事情，不仅要流血，还有身死的风险。本来他们都过得不错，不愁吃穿，争天下"做什么用"？

炎、黄不遗余力干的事情，绝对不是一般人乐意做的事情。这怨不得他们，因为他们的思想受到一个女人的影响，这个人竟然异想天开，用地上的五色石头冶炼之后，去补天上的漏洞。

在神话传说里，女娲炼五色石补天的故事很古老，却并非完全出于想象。国家地震局专家王若柏通过卫星遥感技术，研究了华北平原古地貌特征，得出结论是白洋淀及其周围的地形特征，极有可能是外来小行星撞击造成的。河北白洋淀地区曾经有过的天文灾难，以及严重的火灾、水患都与外星撞击地球有关。

女娲、伏羲神话记载于《山海经》《列子》《淮南子》，是古人最早的故事。女娲炼石补天看似荒唐，其实不然，如果天上没有石头，那么天上为什么会掉石头？满天的星斗、闪烁的银河又说明了什么？这正是古人"天地一体""阴阳互根"学说的体现。

伏羲夜观天象，昼察地理，远取诸物，近取诸身，画出了代表天、地、人的八卦，推演出世间万事万物的变化规律，中国传统哲学由此诞生。也就是说，女娲与伏羲的传说，启迪了中医"天人相应"的整体观念。

天地之间，昂然挺立着一个女人

有一个女人，战天斗地、敢作敢当的风格天下无双。这个不同凡响的女人，就是中华民族的"老祖母"，她的名字叫"女娲"。

女娲的故事不可能出现在男权社会，男人们一旦掌了权，就不可能把一个女人塑造得这样伟大。

母系社会是世界各民族最早的组织形式，那个时代生产力非常低下，剩余物质十分匮乏，可以称为"原始共产主义社会"，是一个只认血缘的社会。

父系社会比母系社会出现晚得多，男人在社会生产力发展之后，看到有很多物质吃不完、用不了，在这里堆着、那里放着，就产生了私有观念，要"吃不了兜着走"，或者派人看着，留着自己享用，物权社会由此产生。争夺的结果，不仅是物质有了私人占有的制度，而且女人也成了男人的私有财产之一，这就是"物缘社会"，这是父系社会的物质基础。

女娲文化源远流长，是内容丰富的神话传说，也是古人对史前文明的猜想。

《山海经·大荒西经》《楚辞·天问》《礼记》《史记》《淮南子》等古籍都有关于女娲的记载，其内容主要是炼石补天、抟土造人的故事，看似荒诞不经，其实富含着深刻的思想内涵。

◆天人相应的整体观

《淮南子·览冥篇》描述传说中的上古时代，天灾人祸层出不穷，女娲补天后才改变了面貌，是一个沧海桑田的变化："往古之时，四极废，九州裂，天不兼覆，地不周载，火爁焱而不灭，水浩洋而不息，猛兽食颛民，鸷鸟攫老弱。于是女娲炼五色石以补苍天，断鳌足以立四极，杀黑龙以济冀州，积芦灰以止淫水。苍天补，四极正；淫水涸，冀州平；狡虫死，颛民生；背方州，抱圆天。"

这个描写十分生动，波澜壮阔，震撼人心。它一定是母系社会流传下来的故事，因为其中顶天立地的英雄是一位女子，而不是伏羲。

这个故事的主旨告诉我们，人在天地之间不是无所作为的，而是大有可为的。天和地是密切相关的，天上的漏洞，可以由地上的物质来补充。

毛主席说过："人猿相揖别。只几个石头磨过，小儿时节。铜铁炉中翻火焰，为问何时猜得？不过几千寒热。"就是对这段历史粗线条的描述，中华民族是善于想象、敢于想象的民族。

有人会说，石头能补天吗？天上有石头吗？

古人夜晚仰望满天的星斗，银河之中众星闪烁，不时有流星划过，甚至有人真就见到了天上掉下来的陨石。那么，这从天上掉下来的石头是从哪里来的？他们认为，天上一定是有石头的。要不然，天上怎么会落下石头来？

父系社会的伏羲，继承女娲的思想，把天、地、人相关的思想上升为哲学理论，因此创立了八卦，推演天道、地道和人道。

中医"天人相应"的整体观，应该奠基于女娲时代。

◆炼五色石孕育五行学说

虽然女娲补天的材料是石头，但是她不是到天上垒石头，而是炼制"产品"去补天。在这里，她炼制的"产品"就是金属，代表着青铜器时代的到来。

青铜器的产生，是制陶文明之后五千年的事情。自然界的山火炼不出铜铁，只有陶炉、陶灶、陶范才能冶炼金属，制造工具。而工具的发明，是人类由石器时代跨入文明社会不可缺少的阶段。没有金属工具，就不可能制造大型的舟车，也难以建成高大的殿堂式建筑。

尽管中国人进入青铜器时代的时间未必是最早的，但是先民们高度重视这个时代，讴歌这个时代辉煌的成就，是独一无二的。西方的土水风火，印度的地水风火，都是古老的"四元素"哲学思想，它们的共同特征是没有"金"。因为大量使用的金属，不是天然的，而是人类冶炼劳动的成果。土生金、火克金、金克木、金生水，都离不开人类的劳动。

阴阳学说可以出现在石器时代，但五行思想必须产生在金属文明之后。当然，五行理论重视的是"行"，而不是"五"；"五"代表全部，"行"说的主要是关系。五色代表全部的色，五味代表全部的味，五行代表万物的关系，合在一起就是整个世界都相关，万物和谐而有序。万物的有序性，是由互相资助、互相制约的关系构成的。五行学说是一个整体时空相关的模型，是时空一体的相关思想。"五行"不是具体的五种物质，也不是五元素。

阴阳五行是中医的指导思想，也是古人文化精华的结晶，是高度智慧的世界观。

◆抟土造人启发中医气血理论

古人抟土玩泥，创造了陶器文明。陶工们在制作各种陶器的时候，也许会制作象征自身的陶人，或者孩子玩具似的小陶人。但是，可能谁也没想到可以把泥巴烧制的陶人变成活人，这种异想天开的想法只有大智慧的人才能想到。

女娲抟土造人，说是用泥巴，但其实不仅泥人不如它的产品——陶人结实、耐久，而且后世供奉在女娲神像脚下的小人，也都是陶制品，很少有泥人。

传说之中，无论是泥人，还是陶制小人，女娲对他（她）们吹一口气，这些道具人物就有了生命，成了活灵活现的真人。也就是说，女娲造人与陶匠之间的区别，就在于这一口气的有无，而不是谁造的小人更形象、更漂亮、更逼真。

中医重视气血，但是认为它们的重要程度是有区别的，有阴阳不同的属性。《素问·阴阳应象大论》中说："气血者，阴阳之男女也。"气属阳，浮动轻灵；血属阴，沉静厚重。气能生血，气能行血，气能统血，气的推动作用很重要。血能载气，血能养气，血的滋补作用很明显。

　　女娲是个女英雄，是中华民族的"老祖母"，她的性格具有自强不息的特点，她顶天立地，炼石补天，斩鳌杀龙，救民于水火之中；从事发明创造，抟土造人，重视气血，启迪中医思想。

　　国家地震局王若柏研究员通过分析卫星遥感图片，认为白洋淀的形成是一次天文灾难的后果，流传于华夏大地的水火灾难故事传说，都是古人遥远的记忆，不是凭空编造的神话。这为我们正确认识民间传说，提供了一个可供参考的依据。

　　河北邯郸市涉县娲皇宫，始建于南北朝时期，当地关于女娲的许多传说，至今仍然在民间流传，一个个绵延数千年的古老神话，与中医某些观念的起源有着千丝万缕的联系，应该引起人们的重视。

伏羲说八卦，文王演绎六十四卦

千百年来，中华民族流传着各种各样的关于八卦的说法和图画。八卦被公认最早的发明人是伏羲，据专家考证，最早的太极八卦图出现在公元前3450年左右的安徽"含山玉版"。

八卦是八组符号，每一组有三个"爻"，分为上爻、中爻和下爻，其中有天道、地道、人道，每一卦都是天、地、人和宇宙万物的代表。用符号"—"代表阳爻，用"– –"代表阴爻，每一卦都是用三个这样的符号平行组合，组成八种不同形式，叫做"八卦"。

每一卦形分别代表一定事物。乾代表天，坤代表地，震代表雷，巽（xùn）代表风，坎代表水，离代表火，艮（gèn）代表山，兑代表泽。实际上都是人类生活离不开的环境物质，其中并没有包含人文的内容，所以叫"先天"，是天地还没有出现的时候就具备的元素，天地形成之后则成为"后天"，仍长久存在着这八种物质元素。这八种物质元素，不断变化，不断运动，分分合合，变化无穷，没有终结。古人总结说："天地之大德曰'生'。"又说："生生之谓'易'。"《易经》就是利用八卦讲变化的道理与规律。人的健康，离不开环境，离不开天地、水火，也离不开风雷、山泽。只是古人描述的这种清新的空气，洁净的水源，现在都渐渐被污染，越来越不纯洁了。很多现代病都与环境变化有关系。但是，变化的时空，并没有从根本上改变人类对环境的依赖，而是更加说明人的健康与环境关系密切，背离了"道法自然"的原则，就会受到惩罚，会危害人类的健康。

古人的智慧没有过时，八卦内含的哲学思想没有因为时代的不同而失效。

八卦就像整个宇宙时空的缩影，把万事万物都装进去了。

司马迁说："文王拘，演周易。"周文王深入研究伏羲的八卦，把这八个图形互相搭配，两两相互重叠，就又将之演变成了六十四卦，用来象征各种自然现象和人事现象，就有了更为丰富的内容。

在中医经典《黄帝内经》中，虽然见不到八卦的名称，但是关于天地阴阳、水火寒热、风雨湿气的论述，可以说是俯拾皆是。

关于伏羲的话题，中国史籍说了几千年，中华民族口口相传了几千年。但是战国中期以前的典籍中，《论语》《墨子》《左传》《国语》《孟子》等都没有说到伏羲，即便是记载神话人物、古帝王甚多的《山海经》中，仍未说到伏羲，最早记载伏羲的是战国中晚期的《庄子》。庄子虽然博学，然而其"著书十余万言，大抵率寓言也"。他所言伏羲，亦虚亦实，亦神亦人，大都是托名设譬，借以形象说理，未可当作信史。《史记》不为伏羲作传，但司马迁所记伏羲有两处，均系引前人所言。《太史公自序》中说："余闻之先人曰：'伏羲至纯厚，作《易》八卦'。"在《史记·封禅书》中，司马迁借管仲言："昔无怀氏封泰山，禅云云；虙羲封泰山，禅云云；神农封泰山，禅云云；炎帝封泰山，禅云云。"司马迁治史严谨，当时对伏羲传说纷纭，难以辨识，他虽不否认，但记之存疑。

伏羲的名号，古籍中有许多写法，除"伏羲"（《庄子·人间世》）之外，还有"伏戏"（《庄子·大宗师》）、"伏牺"（《法言·问题》）、"包牺"（《易·系辞下》）、"虙犠"（《汉书·古今人表》）、"炮牺"（《汉书·律历志下》）、"庖牺"（《水经注·渭水》）、"虙羲"（《管子·封禅》）等。

有关伏羲的记载，在先秦典籍及以后历代的古籍中屡见不鲜。唐代历史学家司马贞综合各类古籍编成《三皇本纪》，以补充《史记》的缺憾，为我们比较完整地勾画了伏羲的事迹、功绩："太皞庖牺氏，风姓，代燧人氏继天而王。母曰华胥，履大人迹于雷泽，而生庖牺于成纪。蛇身人首，有圣德。仰则观象于天，俯则观法于地，旁观鸟兽之文与地之宜，近取诸身，远取诸物，始画八卦，以通神明之德，以类万物之情，造书契以代结绳之政，于是始制嫁娶，以俪皮为礼，结网罟以教佃渔，故曰'虙牺氏'，养牺牲以供庖厨，故曰'庖牺'。有龙瑞，以龙记官，号曰'龙师'。作三十五弦之瑟。"

通过司马贞的叙述，再参阅其他古籍，我们可得出如下结论：伏羲是我们的第一代祖宗。其名号繁杂，诸如"包羲""虙羲""庖羲""包牺""伏戏""虙戏"等，又称"羲皇""戏皇""皇羲"等，还有的称为"太昊""泰昊""大皞""大皓"等。他姓风，模样是"人首蛇身"。生于古成纪（今甘肃省天水市境），因德而王，建都陈（今河南淮阳），河北省新乐市的伏羲台，其古建筑也有相当久远的传说，这些传说也与伏羲有关。

综合学者们的研究，我们可以了解围绕着伏羲的各种传说。这些传说为中华文明的肇启留下了口头相传、永不泯灭的美好篇章。如果这些传说从一定程度上反映了一定的历史事实，记录了先祖所创立的光辉业绩。从神话、传说和历史记载中，我们深深感到伏羲氏是智慧之灵、教化之圣、人文之祖。

伏羲众多的名号都是同音通假，并无什么特别的意义，只是同一语音的记录而已。闻一多先生《伏羲考》中根据神话情节和古音通转，认定伏羲即"匏瓠"，也就是葫芦的意思，寓意先民的葫芦崇拜习俗和人类出自葫芦的传说。伏羲的形象当是中国原始社会西方部落一位伟大首领形象的放大。人首蛇身是图腾主义的痕迹，"蛇身"也就是"龙身"。伏羲不仅代表个体，也代表群体，更代表一个时代。伏羲时代的历史背景与考古学上的前仰韶文化大体相当，是一个很长的历史阶段，距今7000～5000年。

在伏羲时代，原始畜牧业大发展，原始农业起步，农牧并举。其发明创造相当于仰韶文化时期原始文明的曲折反映，具有特定的文化意义。传说中，伏羲为人民做了许多有意义的事情。他指导臣民制造工具，结网捕鱼，投矛狩猎，也开创了人类历史上通过劳动主动获取食物的新纪元。他带领人们用兽皮缝制衣服，抵御寒冷，而狩猎活动的展开又使得动物类食物日益增加，很大程度上增强了当时人们适应自然环境的能力。更重要的是，人们对动物类药物的认识也从此开始了。他带领人们围着篝火跳舞，以驱寒取暖，强健身体。却发现通过这种运动，可以祛除身上的一些病痛，这便是传统体育活动及导引术的雏形。他还观天文、察地理，通晓日月阴阳的道理，创立了八卦，八卦也成为后世中医学理论哲学思想的主要文化根源之一。

《帝王世纪》称伏羲"味百药而制九针"。因此，千余年来伏羲被我国医药界尊奉为医药学、针灸学之始祖。在冶金术发明之后，人们根据不同的需要创造出了金属针，这也是对中医学的发展具有重大意义的一大创举。九针的形状各不相同，有圆头的，用来按压止痛；有尖头的，用来点刺或放血；还有带刃的，用来切割等等。这样一套完备的外治工具，在原始社会中，就已经被用于医疗实践当中，这是十分令人惊诧的。如此丰富的文化成就当然不能只凭一人之力完成，这些传说都代表了那一个历史时期的集体智慧。相对稳定的生活和充足的食物，也是产生古代文化和医学雏形的物质基础。

伏羲为人类文明的进步做出了巨大的贡献，其中最为突出的是"始画八卦"，因为这不是具体器物的发明，而是一个哲学思想的萌芽，至今仍然蕴含着取之不竭的智慧。《易经·系辞》中说，在远古时代，包牺氏统治天下，他经常仰头观天象，研究日月星辰的运行；俯身察地形，考察山川泽壑走向。又观鸟兽动物皮毛的纹彩和生长在大地上的各类植物各得其宜的情况，近从己身取象，远从器物取象，在这种情况下开始创造八卦，用来通晓万事万物变化的性质，用来分类归纳万事万物的形状。八卦可以推演出许多事物的变化，预卜事物的发展。八卦是人类文明的瑰宝，是宇宙间的一个高级"信息库"。据说，德国大数学家莱布尼茨创立"中国学院"，研究八卦，并根据"两仪、四象、八卦"，从中得到启发而发明了二进制记数和当时欧洲先进的计算机。八卦中包含的"二进法"，现在广泛地应用于生物及电子学中。八卦中的许多奥妙神奇之处，至今还正在研究和探讨之中。

九针是古代中医治疗疾病的工具，根据不同的病情需要而打造成不同的形状，有的是为了割破脓包，有的则为了放血、刺穴位，有的是为了按摩体表，也有的是为了通血脉、通经络。这种九针在河北满城汉墓有出土，而满城距离新乐伏羲台、藁城台西村都不到100千米，这一带在中医九针起源上，应该具有重要的历史地位。

《灵枢·四时气篇》讲述了如何利用九针之中的铍针，把体内水肿排出来的治疗方法。这个形成于两千年之前的"体内排水法"，其治疗经验是可贵的，也是难得一见的。岐伯介绍说，首先要在水肿的"下三寸"进针，"以铍针针之，已刺而筩之。"铍针是用于排脓的针具，为了引流脓液，这个名叫"铍针"的医疗器具，两面有刃，实际上是一个穿刺刀片，穿刺之后，还要用一个中空的器具纳入穿刺孔之中，进一步"纳之，入而复之"，反复地穿刺，变换深度、角度，"以尽其水"，把体内的水排净。

　　排完了腹水之后，还要把病人的身体紧束起来。按照"必坚"的要求，把病人的腹部捆结实。为什么必须这样做呢？岐伯解释说："束缓则烦悗，束急则安静。"大量的腹水被放出来之后，病人腹部的压力减轻了，血液集中到腹部，血压降低，就会出现心悸、烦躁。当然，这是我们今天的解释，岐伯能够有这样的经验，足见他做这样的治疗不止一次，而是"屡屡得手"，老于此道，因此，才会告诫后来的人，捆病人腹部的时候，不要太松了，"必坚！"这样做，不会出现不良反应。由此可见，岐伯是一个临床经验十分丰富的老医生。

　　"间日一刺之，痠尽乃止。"这样的操作，即使是治疗一个病人，也必须反复治疗多次，而不能急于求成，一蹴而就。

　　除了用针刺放水之外，岐伯还采取综合治疗措施，让病人内服开闭解郁的汤药，"饮闭药，方刺之时徒饮之，方饮无食，方食无饮，无食他食。"岐伯言之凿凿，毫不犹豫之词，可见成功的概率还是不小的。尽管如此，整个治疗过程，也需要不少时日，原文主张治疗"一百三十五日"，四个半月的疗程，可以让我们大约看到肾病综合征或者结核性腹膜炎等大量腹水患者，在两千年之前的最先进的治疗概况。

神农尝百草，养生源于农业文明

《史记·五帝本纪》记载说："轩辕之时，神农氏世衰。诸侯相侵伐，暴虐百姓，而神农氏弗能征。于是轩辕乃习用干戈，以征不享，诸侯咸来宾从。而蚩尤最为暴，莫能伐。炎帝欲侵陵诸侯，诸侯咸归轩辕。轩辕乃修德振兵，治五气，艺五种，抚万民，度四方，教熊、罴、貔貅、䝙、虎，以与炎帝战于阪泉之野。三战，然后得其志。蚩尤作乱，不用帝命。于是黄帝乃征师诸侯，与蚩尤战于涿鹿之野，遂擒杀蚩尤。而诸侯咸尊轩辕为天子，代神农氏，是为黄帝。"

轩辕黄帝崛起的时候，神农氏的势力逐渐衰落，诸侯之间经常有战争，严重影响人民的生活，其中炎帝神农、蚩尤、黄帝三大势力逐渐形成鼎足之势，在河北境内的阪泉、涿鹿经常发生战争。

炎帝神农经常烦扰诸侯，以致各个部落都归顺于黄帝部落。黄帝抓紧时机，修德爱民，练武强兵，并且很重视顺应天地变化，研究"五气"盛衰，加强农业种植，储备粮草，赈济四方流民，深得人民爱戴和周围部族的拥戴。黄帝时代，也是疾病流行的时代，他关心民众，必然注重医学的发展。

《史记·五帝本纪》中说："（黄帝）以与炎帝战于阪泉之野，三战，然后得其志。"炎帝部落被黄帝打败之后，逐渐退居南方，最终定居于长江流域。

神农氏最大的贡献，就是在当时掌握了先进的农耕技术，具体来说，是发明了一种叫"耒耜"的耕作工具，并且传授给了大家。这也就是《易经·系辞下》中说的："神农氏作斫木为耜，揉木为耒，耒耜之利，以教天下。"那么，什么是耒耜呢？实际上就是一根尖头木棍加上一段短横梁。使用时把尖头插入土壤，然后用脚踩横梁使木棍深入，然后将土翻出。相当于今天的锹、铲，是后来犁的前身。这个"神奇"工具的发明，在当时大大地提高了耕作的效率，使农耕这个很有前途的事业蓬勃发展起来了。

然而，在神农氏兴起之前，大家都不会种地，主要是采点野果、野菜吃，或者靠捕食野兽为生。这种生活方式非常不安全，因为不是所有的野果、野菜都可以吃，有的吃了就会中毒。《淮南子·修务训》中说："古者民茹草饮水，采草木之实，食蠃蚌之肉，时多疾病毒伤之害。于是神农乃始教民播种五谷。"炎帝神农氏教人播种五谷，也辨识草药，甚至留下了"神农尝百草，一日而遇七十毒"的传说，说明中药的起源是一个充满风险的主动辨识过程。《神农本草经》写作于何时何地，很难定论，但是神农氏确实曾经在河北大地上生活和战斗过，有关故事流传了很久。

神农氏发明了这种能自给自足的农耕技术，使大家能安定地生活下来，这个功绩在当时简直是了不得的事情。所以大家很推崇神农氏，不但把他推选为当时部落联盟的总盟主，而且后人还将神农氏定为三皇之一的地皇，真可谓功绩至伟。《白虎通义》中说："古之人民皆食禽兽之肉。至于神农，人民众多，禽兽不足，于是神农因天之时，分地之利，制末耜，教民农耕。神而化之，使民宜之，故谓之'神农氏'。"

《神农本草经》之中记载的很多中药，按有毒、无毒分为上、中、下三品，每味药物都记载产于哪里，这就是所谓的"道地药材"。其中有些药物就主产于河北省，比如祁州艾叶、白术等被中医界当作道地药材，至今安国药市仍然是全国四大药市之一，安国的药王庙来历也很悠久，据说祭祀的是汉代一位著名人物邳彤。

关于中药的起源，曾经有很多不同的说法，有的说来源于劳动人民的食物采集活动，当有人误食了某种植物果实引发中毒之后，就会告诫后人这种果实有毒；也可能因为偶然食用了某种植物而使原来的痛苦减轻了，就说明这种植物有治疗作用，也告诉后来的人，以便进一步验证，日久之后就形成了经验，越积越多，产生了药物学。也有的说先民对于药物的认识源于动物本能，有许多受伤或者发病之后的动物，因为痛苦而主动使用某种物质，以减少痛苦、加速痊愈的例子。因此，有的学者主张，医药的发明，应该是古人在患病过程之中，为了减轻痛苦而主动探索的经验积累，而不是偶然的采集食物时的侥幸收获。

从现有的有关材料来看，中药学是先有单味药使用经验的积累，而后经过了非常漫长的历史阶段，然后才积少成多而出现的。在商朝，就有了把几味药组合在一起的复方，也就是治病不再是单用一种药物了，复方的出现说明了中医用药经验的进一步发展。《神农本草经》之中，尽管是一味药一味药分别记载的，但是书中已经有了不同药物互相配合之后，可能出现变化的规律总结，因此，这本书也是一部集大成的作品，而非最早的探索之作。

由于中医学历史悠久，这个发展过程被"浓缩"在一起了，才让人感觉好像是一开始中医就是使用方剂治病的。方剂的使用源于商朝宰相伊尹，他善于制作汤液美味，是一个高明的厨师。当然，中国饮食文化里很重视各种佐料的搭配，著名的调料"十三香"中都是中药材。如果不按中医理论使用中药，就会出现用热药治热证，"火上浇油"的现象。所以，《汉书·艺文志》的作者愤而提出："有病不治，常得中医！"这是批评那些不按照中医理论使用中药的错误做法，绝对不是现在我们所说的"中医"名称的来源。

《汉书·艺文志》还划分了专门记载"经方"的著作，主要是记载各种病证治疗经验的药方，但是这些药方的使用，必须在中医理论指导下，选择相应的适应证。这类书籍之中，也包含了少量的药物学著作，比如《神农黄帝食禁》就可能是一种论述吃各种食物时应该注意和必须禁忌的"食疗本草"类著作。因此，《汉书·艺文志》中说，善于使用药方治病的人，一定要熟悉草药的寒热属性，还要了解疾病的轻重虚实，借用药物的气味偏性，来纠正人体阴阳失调的情况。在治疗疾病时，还必须注意四季天气的变化，善于调配不同滋味的药物，纠正患者的寒热病证，使闭塞得以通畅，使疾病得到消散而获得治愈。如果用错了药物，不仅不能取得预想的疗效，反而会加重病情，就好像抱薪救火，适得其反。

可见，《神农本草经》的出现，经历了漫长的历史过程，是一个重要的里程碑，这部书不论是否出于托名，其学术价值都是不容否定的。

农业文明是一个"生成论"的文明，工业文明是"构成论"的文明。两者认识事物的思路不同，处理事物的方法各异。

人类诞生之后，首先经历了狩猎、采集生活，尽管也必须受自然的制约，但是，还没有试图改变自然。逐水草而居的牧业文明与农业文明也不一样，不定居的生活，远远没有深刻认识人与自然的关系，也远远没有充分利用自然的蕴藏。逐水草而居，不能集约化发展，只能小规模一家一户放牧，交流创新的能力受到限制。

农业文明，耕读生活，需要定居下来，建立城邦，需要进行物质交换，市井文明由此诞生。人类聚集起来，互相联系，组成社会、国家，人类文明也迅速发展。农业文明一开始也许是在水边生活，人们把黄河比喻为"母亲河"，是有道理的。因为没有水，就不可能解决定居之后众多人口的饮水生活问题。因此，在解决了取火问题之后，迫切需要解决饮水问题。

水从何来？"天一生水"这个认识是后来的哲理性语言，早期文明可能还没有这样高度的概括，时至今日也难以直接利用雨水生活。河北省徐水县南庄头遗址出土的陶器，专家考证其年代在1万年之前。有了陶器，才为"冶金"创造了条件，而青铜金属文明的出现，改变了人类生活的面貌。因为金属工具可以挖井修渠，引来河水、湖水，或者穿井取水。在"无水"的地方，通过穿井取水的方法，人类的生活空间大为拓展，可以远离水边，城市的规模也就越来越大了。城市有了规模，人的交流也就越发显得必要。市井文明普及化，遍地都是城郭，是"金生水"法则的充分利用，由此，也创造出了大量的人间奇迹。

"市"字的创造，与刘明武先生所说的"立杆测影"有关。立杆测影是古代科学家发明的度量日影长度的一种天文仪器，它通过比较和标定日影的周日、周年变化来定方向、测时间、求出周平常数，从而划分季节和制订历法。季节是农业种植的"指挥棒"，错不得，误不起。俗话有云："人误天一时，地误人一年。"

只有经历高度发达的农业文明，人们才可以深刻认识春生、夏长、秋收、冬藏的道理。人们才会在春天播种，才会在烈日炎炎的时候，小心侍候农作物。即使是秋收了，也必须小心翼翼地收藏起来，以便在春季、夏季没有收获而"青黄不接"的时候食用。"忍饥挨饿也不能吃种子"，被人们当作维持种族生存的信念，之所以有这种信念，靠的就是古人对于春生、夏长、秋收、冬藏的深刻认识。日复一日，年复一年，几千年的反复实践，讲求的就是"养生"的规律。《素问·四气调神大论》中说："故阴阳四时者，万物之终始也，死生之本也；逆之则灾害生，从之则苛疾不起，是谓得道。"把握了养生大道的"圣人"，追求的就是"春夏养阳，秋冬养阴，以从其根。"根就是本，是事物的关键因素，"君子务本，本立而道生"。

　　肉食、奶类食品，并不像农产品那样强烈依赖和顺从于季节更迭。因此"春生、夏长、秋收、冬藏"的道理，对于渔民、猎户、牧民来讲是一个很难被接受的道理，更难被当作人生的规律来接受。

　　靠天吃饭，谨候节气，寻找规律，制订历法，让正朔的祭祀精确到不差一天，那不是一件容易的事情。

　　天地之间的关系怎样？人是哪里来的？人与天地自然有何关系？人与万物如何和谐共存、可持续发展？人的健康如何维持？病了之后该怎么办？什么是健康？什么是疾病？如何把握？标准在哪里？等等问题，古人们日思夜想，做过很多深刻的研究，通过独特且行之有效的方式得出许多充满智慧的解释，并且日臻完善，这就是中医学术理论构建的过程。

　　中医创立学术理论的方法，在中医经典《黄帝内经》里，还保留着很多内容，黄帝与岐伯的问答，也把这些内容作为讨论的核心问题，需要我们重新认识，加以提高。因为认识没有完结，生活还在继续，思想也不应该退化，或者"异化"到只相信机器，而不相信自己。

黄帝坐明堂，讨论医药是托名

在神农氏的统治下，男性在外耕作，女性在家纺织，社会安定，人们都睡得好，吃得好，过着幸福安定的生活。

在秦国主持变法图强的商鞅，曾经在《商君书·画策》中说："神农之世，男耕而食，妇织而衣，刑政不用而治，甲兵不起而王。神农既殁，以强胜弱，以众暴寡，故黄帝内行刀锯，外用甲兵。"

主张无为而治的道家代表人物庄周，也在《庄子·盗跖》中赞扬说："神农之世，卧则居居，起则于于。民知其母，不知其父。与麋鹿共处。耕而食，织而衣，无有相害之心。此至德之隆也。然而黄帝不能致德，与蚩尤战于涿鹿之野，流血百里。"

神农氏这个很大的部落联盟一开始发展得还是很好的，于是部落也越来越壮大。那么随着人口的增多，部族规模的扩大，就需要某种组织形式来规范部族的发展。因为一开始人们的思想普遍比较纯朴，"耕而食，织而衣，无有相害之心"。后来人们吃饱了、穿暖了，温饱问题基本解决了，财富有了积累，也就是所谓的"饱暖思淫欲"，控制财富的手段就是首先要控制社会。而神农氏男耕女织的社会格局，已经不能保障社会的稳定，黄帝通过一系列的整治措施，赢得了民心，促使社会进一步向前发展，使以前那种无组织、无纪律、相对散漫的领导方式发生了根本的改变。

炎帝与黄帝的战争，从某种意义上来说，就是两种新的领导方式之间的争斗。《战国策·赵策》中说："宓犠、神农，教而不诛；黄帝、尧、舜，诛而不怒。"

黄帝部落战胜炎帝部落之后，因为蚩尤部落不服从黄帝的命令，黄帝就征调天下各个部落的军队，与蚩尤在河北涿鹿进行了一场大战。战胜炎帝、蚩尤之后，黄帝成为了天下的统领，奠定了中华文化互相融合的基础。

综合各位专家的研究成果，我们大致可以了解发生于河北大地上的"涿鹿之战"。它指的是距今约4600年前，黄帝部族联合炎帝部族，与东夷蚩尤部族，在今河北省涿州市一带所进行的一场大战。关于蚩尤部落的归属问题，学术界此前多认为其为南方苗蛮（亦称"九夷"）的首领。徐旭生先生在《中国古史的传说时代》中则认为其属于东夷，列举了大量的论据，今从其说。这场"战争"的目的，是双方为了争夺适于放牧和浅耕的中原地带。它也是我国历史上见于记载的最早战争，对于古代华夏族的民族及文化的多元融合，产生了重大的影响。

战争是一种社会政治现象，它本身也随着社会文明的演进而经历了从无到有、从幼稚到逐渐成熟的发展阶段。早在原始社会中晚期，各个氏族部落之间就发生了基于扩大自己的生存空间、实行血亲复仇目的的武装冲突。由于这类冲突尚不以掠夺生产资料和从事阶级奴役为宗旨，所以它们并不是现代意义上的战争，而仅仅是战争的萌芽。

我们一提到最古老的战争，往往要从传说中的神农伐斧燧、黄帝与炎帝的阪泉之战、黄帝伐蚩尤的涿鹿之战，以及共工与颛顼之间的战争谈起。其中尤以涿鹿之战最具典型意义。原始社会中晚期，在当时广袤的地域内逐渐形成了华夏、东夷、苗蛮三大集团。其中华夏集团以黄帝、炎帝两大部族为核心。它们分别兴起于今关中平原、山西西南部和河南西部。经融合后，沿着黄河南北岸向今华北大平原西部地带发展。与此同时，兴起于黄河下游的今冀、鲁、豫、苏、皖交界地区的九夷部落（东夷集团的一支），也在其著名领袖蚩尤的领导下，以今山东为根据地，由东向西发展，开始进入华北大平原。这样一来，华夏集团与东夷集团之间的一场武装冲突也就不可避免了。涿鹿之战正是在这种历史背景下爆发的。

据说蚩尤一族善于制作兵器，其铜制兵器精良坚利，且部众勇猛剽悍，生性善战，擅长角觗，其进入华北地区后，首先与炎帝部族发生了正面冲突。蚩尤一族联合巨人夸父部族和三苗一部，用武力击败了炎帝一族，进而占据了炎帝一族居住的"九隅"，即"九州"。炎帝一族为了维持生存，遂向黄帝一族求援。

黄帝一族为了维护华夏集团的整体利益，就答应了炎帝一族的请求，将势力推向东方。这样，便同正乘势向西北推进的蚩尤一族在涿鹿地区遭遇了。当时蚩尤一族集结了所属的81个支族（一说72族），在力量上占据一定优势，所以，双方接触后，蚩尤一族便倚仗人多势众、武器优良等条件，主动向黄帝一族发起攻击。黄帝一族则率领以熊、罴、狼、豹、雕、龙、鸮等为图腾的氏族们迎战蚩尤一族，并让"应龙蓄水"，即利用位处上游的条件，在河流上筑土坝蓄水，以阻挡蚩尤一族的进攻。

战争爆发的地区，水源充足，至今在官厅水库一带仍然有黄帝泉等地下水涌出。据说，战争爆发的时候，适逢浓雾和大风暴雨天气，这很适合来自东方多雨环境的蚩尤一族展开军事行动。所以在战争初始阶段，熟悉晴天环境作战的黄帝一族处境并不利，曾经九战而九败（"九"是虚数，形容次数之多）。然而，不多久，雨季过去，天气放晴，这就给黄帝一族转败为胜提供了重要契机。黄帝一族把握战机，在玄女族的支援下，乘势向蚩尤一族发动反击。其利用特殊、有利的天候——狂风大作、尘沙漫天，吹号角，击鼙鼓，乘蚩尤一族部众迷乱、震慑之际，以指南车指示方向，驱众向蚩尤一族进攻，终于一举击败敌人，并在冀州之野（即冀州，今河北地区）擒杀其首领蚩尤。涿鹿之战就这样以黄帝一族的胜利而宣告结束。战后，黄帝一族乘胜东进，一直进抵泰山附近，在那里举行"封泰山"仪式后才凯旋西归。同时"命少暤清正司马鸟师"，即在东夷集团中选择一位能服众的名叫"少暤清"的氏族首长继续统领九夷部众，并强迫东夷集团同自己互结为同盟。

这场战争的大致情况是由神话传说所透露的，因此更具体的细节已无从考证了。但是神话毕竟是历史的投影，也从一定程度上反映了事实本身。涿鹿之战中，尽管黄帝一族取得最后胜利的原因众多，但是其注意从政治和军事两方面做好准备是最主要的。《史记》称"轩辕氏乃修德、振兵"就充分说明了这一点。在战争过程中，黄帝一族还善于争取同盟，并能注意选择和准备战场，巧妙利用有利于己不利于敌的天气条件，果断、及时地进行反击，从而一举击败强劲的对手，确立自己对中原地区的控制。蚩尤氏一味迷信武力，连年对外扩张，"好战必亡"，已预先埋下了失败的种子。

涿鹿之战是中国古代战争起源的重要标志。战争的胜利者黄帝部落与东方夷人部落融合，并向南发展，与炎帝、共工及黄河流域的众多氏族部落融合，逐渐形成以黄、炎部落为核心的华夏族。传说中的黄帝、炎帝，则被后人尊崇为华夏族的祖先。

《汉书·艺文志》记载了很多与黄帝有关的医学书籍，最著名的就是《黄帝内经》和《黄帝外经》，尽管其中有的属于托名于黄帝，但是必然有一定的历史依据，而不会是空穴来风。

托名于黄帝的医学著作，在战国末期一直流传在民间，西汉初年的仓公淳于意师徒，就继承自黄帝、扁鹊的医学著作。

《黄帝内经》这部书，托名黄帝与天师岐伯等一起坐在大堂上论述中医学的原理，书中讨论了很多非常有意义的问题，比如，为什么男人与女人的生长规律不同？为什么有的人长寿，而有的人经常患病、短命？人与四季气候有什么关系？人与五谷、五畜、五果、五蔬有何关系？人的体表与内在的脏腑有什么关系？人的五色、五声、五音、五体、五官与内在的气血津液有什么联系？人体患病之后应该如何治疗，如何养生，如何长寿，等等。可以说，方方面面，几乎应有尽有。尽管这部书已有两千多年历史，但今天仍然作为中医学的经典，一直在发挥着指导作用，被中医界奉为圭臬。

河北省怀涞县至今仍有黄帝城遗址，在当地有很多流传几千年的相关传说，当地还有蚩尤坟、黄帝泉等历史文化遗迹，可供今人凭吊缅怀。当地还于20世纪90年代修建了三祖庙来研究三祖文化。值得指出的是，三祖文化与中医药的起源有着千丝万缕的联系，是中医药传说、历史的一部分。

《素问》《灵枢》是现存流传于世最早的中医典籍，人们一般认为，《素问》《灵枢》就是《汉书·艺文志》中提到的《黄帝内经》，成书于战国到两汉之间，非一人一时之作。弄清《素问》《灵枢》的著作年代，以及它们是否为《黄帝内经》的传世之书，对于评价其中的学术内容，具有重要的意义。因此，我们不妨先看一看《黄帝内经》的目录学情况。

东汉年间，班固撰写《汉书》，记载西汉年间的历史事件、人物，也记载当时皇家的藏书，以反映当时的盛况。但是，从西汉末年到王莽新朝，再到东汉初年，战乱频仍，书籍散佚，不可为据。只好把西汉末年刘歆的图书目录《七略》收录在《汉书》之中，这就是我们今天经常提到的《汉书·艺文志》，它相当于西汉年间的皇家图书目录。

说起来，刘歆的皇家图书总目《七略》，也是从他父亲刘向那里抄来的，而且是一个"节略本"，不是全部照抄，因此才叫"略"；把图书分成七大类，故名"七略"。

刘向整理皇家藏书时，把每本古书的主要内容概括成一篇"书目提要"，以便向皇帝报告这些"提要"汇总成册，名为《别录》。所谓《别录》，也就是许多原著之外的另一本记录。刘向的儿子刘歆也是一个大学问家，对这本提要目录进行删节分类，就演变成了《七略》。

随着历史的变迁，刘氏父子的《别录》《七略》都失传了，只剩下《汉书·艺文志》这个"版本"，还可以之推算出西汉年间医学理论的著作情况。医学理论著作是一类什么样的图书呢？《汉书·艺文志》中说："医经者，原人血脉、经落（络）、骨髓、阴阳、表里，以起百病之本、死生之分，而用度箴（针）石（砭石）汤火所施，调百药齐（剂）和之所宜。至齐之得，犹磁石取铁，以物相使。拙者失理，以愈为剧，以生为死。"《汉书·艺文志》的"方剂略"云："《黄帝内经》十八卷，《外经》三十七卷；《扁鹊内经》九卷，《外经》十二卷；《白氏内经》三十八卷，《外经》三十六卷，《旁篇》二十五卷。右（即上述总共有）医经七家，二百一十六卷。"

也就是说，在西汉末年的皇家图书馆里，医经七家的医学理论著作总共有216卷。这当中提到了《黄帝内经》与《黄帝外经》，也就是《黄帝内经》的出典之处，《汉书》是最早提到《黄帝内经》的书籍。

在此之前，仓公淳于意在西汉初年，曾经接受过"古先道遗传"的"黄帝、扁鹊之脉书"，一共有十几部，其中并无《黄帝内经》的名称。1973年在长沙马王堆汉墓出土了成书于西汉之前的十几种古医书，既无书名，也无著者。由此可以推想：《黄帝内经》的书名，是西汉末年刘向等人在校正医书之时，将医学理论书籍分类汇总成了"医经七家"，并将一部分内容合并命名为《黄帝内经》。

经过东汉将近二百年的流传，《黄帝内经》等"医经七家"的医学著作下落不明。东汉末年，张仲景"勤求古训，博采众方"之时，也未提到《黄帝内经》的名称，只说"撰用《素问》《九卷》《八十一难》《阴阳大论》"；魏代太医令王叔和，在写《脉经》时多次引用《素问》，也没有说这就是《黄帝内经》。所有这些迹象，都给人们留下"医经七家"已经消亡的感觉。

西晋皇甫谧《针灸甲乙经·序》云："按《七略》《艺文志》，《黄帝内经》十八卷，今有《针经》九卷、《素问》九卷，二九十八卷，即《内经》也。也有所亡失。"自皇甫谧的说法提出之后，后世便将《素问》和《针经》（今名《灵枢》）当作《黄帝内经》，这种观点已流传了近两千年。古今不少学者对《黄帝内经》（即《灵枢》《素问》）的著作年代提出了不同的看法，或认为其原作于轩辕黄帝，或云其成书于春秋战国，或称其成书于战国至秦汉，或云其晚出于两汉，至今仍未能统一于一说。

龙伯坚先生《黄帝内经概论》，将今本《素问》中的文章，按著作年代的先后顺序划分为三部分，他说："《素问》的著作时代应当分为三部分来讲。第一部分是《素问》的前期作品，除了《六节藏象论》第一段和《天元纪》以下七篇大论和个别的后代作品之外，全部都包括在内。第二部分是《素问》的后期作品，只包括《六节藏象论》第一段和《天元纪》以下七篇大论。第三部分则包括个别的后代作品。"这种从古籍的"文献构成"上划分著作年代的做法是正确的，即第一部分是《素问》的原著作所保存的部分；第二部分是唐代王冰校正《素问》时，加进去的"运气七篇"的文字；第三部分是宋代加进去的《刺法论》《本病论》，即所谓"《素问》遗篇"。

曹老师认为，《素问》《灵枢》不是《汉书·艺文志》中提到的《黄帝内经》，而是《汉书·艺文志》中"医经七家"的集大成之作，成书于东汉早期，记载了西汉之前的医学成就。他结合前人有关研究，提出以下几点认识，用以证明《黄帝内经》不是《灵枢》《素问》两书的总合。

第一，《黄帝内经》之前罕见一书分二，分别流传的现象。西汉刘向受汉成帝之诏校正群书，"每一书已，向辄条其篇目，撮其指意，录而奏之"，撰成《别录》这样一部"提要著作"，《黄帝内经》应当出于其中，在刘向之前我们没见到《黄帝内经》的书名。然而，《别录》《七略》散佚久已，其中关于《黄帝内经》《黄帝外经》《扁鹊内经》《扁鹊外经》《白氏内经》《白氏外经》是怎样记述的，已无从查考。所以，《黄帝内经》最早记载于《汉书·艺文志》。

《汉书·艺文志》中记载的古籍，流传于后世者，仍有不少。然而，像所称《黄帝内经》一分为二，并分别流传的情况，却是十分罕见的，因此成为"《黄帝内经》不是《灵枢》

《素问》两书的总合"的疑点之一。

第二，皇甫谧之前未见《灵枢》《素问》合为《黄帝内经》的记载。在西晋皇甫谧之前，张仲景撰写《伤寒杂病论》时"勤求古训，博采众方，撰用《素问》《九卷》"，但他没有说这是《黄帝内经》；王叔和编写《脉经》时，"撰集岐伯以来，逮于华佗"的"经论要诀"，在书中反复引用《素问》和《针经》，都没有提到这两本书就是《黄帝内经》。

假如像西晋皇甫谧《针灸甲乙经·序》所说的那样，《黄帝内经》一本书被分成了《素问》和《针经》二书，并分别流传于世。那么，勤求古训的张仲景和身为太医令而能"得见内府密藏"的王叔和，不应当不知道。

第三，《素问》《灵枢》与《黄帝内经》篇幅差距过大，无法等同。《汉书·艺文志》所记载的古籍中篇与卷是相同的计数单位，即篇与卷相等，没有卷下分篇的情况。

如刘向所校经传、诸子、诗赋和步兵校尉任宏所校的兵书，多数用"篇"作计数单位，而其中如《尚书》《孝经》等少数以"卷"计数的书籍，也被概括在总篇数之内，不复指出总篇数之中包含有多少卷；而太史令尹咸所校正的数术类书籍和侍医李柱国所校正的方剂类书籍，则多数以"卷"为单位进行计数，少数以篇计数的天文、神话类书籍，也被包括在总卷数之内，不再提总卷帙内含有多少篇。

由此可见《汉书·艺文志》所记载的图书，篇与卷是相同的计数单位，没有卷下分篇的体例。其中说"《黄帝内经》十八卷"，也就是只有十八篇，而不是《素问》《灵枢》各有八十一篇，总数达一百六十多篇之多。马王堆汉墓出土的十四种西汉之前的医籍，均篇幅短小，可以作为有力的旁证。

那么，《汉书·艺文志》中说"《黄帝内经》十八卷（篇）"，内容应当十分短少，与今天《素问》《灵枢》共有一百六十多篇的众多内容显然有别，这么巨大的差距说明了什么？"《黄帝外经》三十七卷"哪里去了？"丢失了"这么多年，我们为什么不去寻找？假如"丢失"的比"现存"的多十几倍，中医学还是完整的吗？难道中医学在张仲景之前就已经"残缺不全"了吗？这是一个非常严重的问题，也是一个十分严肃的问题，可是，历代很少有学者提出这些问题。多数人只满足于我们有"《黄帝内经》十八卷"的说法。可是，《汉书·艺文志》所载的"医经"却总共有216卷！

曹老师认为，216卷的医经并没有"大部丢失"，从《素问》《灵枢》及《难经》与"《黄帝内经》十八卷"在篇幅上的差距之中，可以"找回"已经丢失的"医经七家"的主要内容。因为这一巨大的卷数差距，使我们有理由推想：《素问》《灵枢》基本上涵盖了《汉书·艺文志》"医经七家，二百一十六卷"的大部分内容。

第四，《素问》《灵枢》应包含《黄帝内经》在内的医学汇编《素问·离合真邪论》云："黄帝问曰：余闻《九针》九篇，夫子乃因而九之，九九八十一篇，余尽通其意矣。"由此可见，《素问》一书是其作者汇编《黄帝内经》等古代医籍，扩充篇卷而集大成的一部巨著。

《素问》《灵枢》体例不一，主张或异，也是其为汇编性医学著作的一个力证。《素问》中的《脉解篇》《针解篇》，《灵枢》中的《小针解》等篇，皆为后人的"解经"之作，故廖育群先生称《素问》《灵枢》中"经"与"传"并存。李伯聪先生在《扁鹊学派研究》中说："《素问·大奇论》全文见于《脉经》所载的《扁鹊诊诸反逆死脉要诀第五》，而且《素问》这一篇自首至尾不见黄帝、岐伯问答字样。"由此推断可能是《素问》引用或汇编了《扁鹊内经》的内容。

第五，《黄帝内经》等医经七家均为刘向等的自命名。与《灵枢》《素问》是两种命名方式。汉初盛行黄老之学，儒家著作等同于诸子学说，无位无禄。汉武帝采纳董仲舒的建议"罢黜百家，独尊儒术"，儒家著作被列为官学，并开始设置五经博士，古籍也被分为"经书"与解释经书的"传书"。

一百年之后，刘向校正医书时，仿照儒家经典的做法，列"医经"为一类书籍。《汉书·艺文志》吸收其成说，才有《黄帝内经》等七家"医经"，此前医籍没有称"经"的体例。

马王堆汉墓出土的古医书均没有书名（《阴阳十一脉灸经》《足臂十一脉灸经》的书名系整理小组所加，不足为据）；《史记·扁鹊仓公列传》中公乘阳庆传给仓公的十余种医籍，包括"黄帝、扁鹊之《脉书》"，皆不称"经"。其中的"上下经"是"上下经脉"的省称，而不是"上下经典"。

"上下经脉"或者"经脉上下"即人身的经脉分手经与足经，故又可称作"经脉高下"。然而，《素问》《灵枢》之中频繁引用《上经》《下经》《针经》、经言、论曰等，皆说明

《素问》《灵枢》非刘向所整理的《黄帝内经》①。

　　刘向、李柱国拟定《黄帝内经》等"医经七家"书名的时候，与确定《战国策》名称时的情景有些相似。当时流传于西汉末年的战国策士的书籍，有的叫《事语》《国事》，有的称《长书》《短长》，名称与体例也颇不一致，刘向按其国别分类汇总，定名为《战国策》。

　　1973年在长沙马王堆汉墓中出土的策士之书，其中有些内容刘向也没能见到，整理小组据其内容分别拟定为《春秋家事》《战国纵横家书》。

　　流传于西汉年间的古先道遗传的黄帝、扁鹊之《脉书》，如仓公所举的《上下经》《脉书》《五色诊》《奇咳术》《揆度》《阴阳》《外变》《药论》《石神》《接阴阳》《禁书》等十几种医书，或像马王堆出土的《足臂十一脉灸经》《阴阳十一脉灸经》《脉法》《阴阳脉死候》《却谷食气》《导引图》《养生方》《十问》《合阴阳》《天下至道谈》《杂禁方》《五十二病方》《杂疗方》《胎产书》等十几种医书中的医学理论书籍，150年之后如果流传到西汉末年，刘向、李柱国在校正医书时，如果见到了这些"没有确定名称"的医书，将其归类汇总，形成《黄帝内经》等"医经七家"是极有可能的。

　　尽管通过上述内证与外证的考辨，可以认定《素问》

---

① 有关考证可参见拙著《神医扁鹊之谜》第五章"扁鹊著作及学术成就探讨"（中国中医药出版社，1996年，第一版，143页）。

《灵枢》不是刘向所整理的《黄帝内经》，但是《素问》与《灵枢》中还是保留了许多秦汉以前的古医学内容，甚至可以说《素问》《灵枢》是集大成之作，其中保留了汉以前医学理论的精华。

被称为"伟大宝库"的传统中医药学，不仅具有十分丰富的经验内容，而且拥有独特的学术体系，前人将其概括为"理法方药，完整一套"，环环相扣。然而，理法方药在中医学术体系中各自所占比重是不平衡的，如果把整个中医学术体系看作一个实体，则可以粗略地将其分为基本理法内核和病证、方药、针灸、推拿等外围部分。不断完善的理法内核，决定着中医学过去、现在、将来的基本特征。外围的病证、方药、针灸、推拿部分是中医学的功能带或保护带。

中医学基本的理法内核，是在中医学发展过程中逐渐形成的。原始经验的积累时期，没有理论体系，只是方药、针灸等具体治疗措施的简单创造与汇集，没有内核可言。等到藏象、经络、气血、病理等基础医学理论形成之后，中医学便具备了基本内核，恰如自然界进化过程中有机物产生了细胞一样。基本理法内核将既往关于病证、方药、针灸、推拿等零散而具体的经验贯穿起来，成为包含着具体知识的医学体系，由此形成了一套完整的中医学。中国古代哲学中的阴阳学说和精气学说，较早地被医学吸收，并牢固地与基本理法内核结合在一起，给原始医学以较为科学的世界观和方法论，使其更为系统和完善，这也是中医学摆脱巫术的重要因素之一。

从长沙马王堆汉墓医书等早期医学文献的出土和大量

《史志》中医书的佚失情况来看，许多古老而宝贵的方药针灸等具体经验大部分都失传了，然而，后世的医学家们又不断创造新的具体经验，这种得得失失的更新、代谢数量很大，像生命过程中的新陈代谢一样，没有止息。与此形成对照的是，关于脏腑经脉、阴阳气血、治则治法、药性和配伍等方面的基本理法却逐渐丰富、完善起来，并没有多少佚失。病证、方药、针灸等具体经验的大量佚失或补充、修正，并不能改变中医学的性质或特征。某些与基本理法内核融合在一起的新学说，却能长久地流传下去，如独取寸口诊法、六经辨证、八纲辨证、卫气营血辨证、药物归经与升降浮沉学说、脾胃学说、命门学说与先后天之本论等即是如此。清代开创的活血化瘀法则，之所以能在当代广泛、深入地开展下去，除确有疗效之外，与其和中医理法内核关于气血的学说极为契合不无关系。青蒿素、消痔灵、小夹板等具体方药及治法的发明，固然有今人独到的贡献，但由于其和中医理法内核相距较远，并不影响中医学的基本性质。

综上所述，"医经七家"未亡，存在于《素问》《灵枢》之中；《黄帝内经》不是《素问》《灵枢》之和，而是已佚之古医书。

龙文化"拼图"，启迪中医构建藏象

龙是中华民族的象征，源远流长的龙文化影响了中国几千年，中国人都把自己说成龙的传人，贵为皇帝的最高统治者，不论其原来是哪个民族出身，只要登上皇帝的宝座，都乐意说自己是真龙天子。那么，历史悠久的中医学，在它形成的过程中，受过龙文化的影响吗？如果有影响，那么这种影响是微不足道的，还是深刻而巨大的？

曹老师认为，龙文化对中医的影响，主要体现在藏象、经络学说的构建上，是思想方法的启示，影响巨大而深远。

◆龙文化源远流长八千年

龙文化的起源已经有数千年，各种传说版本不同，解释也不尽相同，但是其共有的特征就是"世上没有真龙"。龙不是现实世界里的具体生物，而是由历代智者想象出来的一种生物，其中寄托了很多理想的因素。

经学者考证，辽宁阜新查海原始村落遗址出土的"龙形堆塑"，距今约8000年，属前红山文化遗存。所谓"龙形堆塑"，是指位于这个原始村落遗址的中心广场内，由大小均等的红褐色石块堆塑而成的龙形图案。这个龙形图案全长近20米，宽近两米，扬首张口，弯腰弓背，尾部若隐若现。这条红褐色的石龙，是中国迄今为止发现的年代最早、形体最大的龙。

另有学者说，山西省吉县柿子滩石崖上有一幅岩画，距今约有一万年，画面中是一条鱼尾鹿首的龙，应当是龙的雏形。

内蒙古敖汉旗兴隆洼出土的距今七八千年的龙纹陶器，陕西宝鸡北首岭遗址出土的距今七千年的龙纹彩陶细颈瓶，河南濮阳西水坡出土的距今六千四百多年的龙纹蚌塑，以及红山文化出土的玉猪龙等，其上描绘的龙纹，都是早期的龙造型。

龙的形象起源于石器时代，龙文化经过夏、商、周至战国时期的不断发展、演化，到秦汉时基本成形。

甲骨文的龙字，从辛字头，像一个盘曲之体，为会意兼象形之字。象征着"铁腕手段"，引申义为"威权"。

《山海经·大荒北经》中说：蚩尤发兵伐黄帝，乃令"应龙"攻打冀州之野，在冀中平原进行了一场大规模的战争。在这场战争之中，应龙蓄水，阻断交通。蚩尤还请来风伯、雨师，刮起弥漫到天际且夹杂着大暴雨的大风。黄帝面对这样的恶劣天气，命令叫"魃"的神女，把风雨收回去，日出天晴，黄帝"遂杀蚩尤"。

《山海经》中这个故事里的"应龙"，可以呼风唤雨、行云布雾，已经是一个神话人物。它顺应古代帝王的心意，所以叫"应龙"。当然，这只是古人对于驾驭大自然，呼风唤雨的一种奢望。

《淮南子·览冥篇》讲述的故事里说："往古之时，四极废，九州裂，天不兼覆，地不周载，火爁焱而不灭，水浩洋而不息，猛兽食颛民，鸷鸟攫老弱。"这是一个天翻地覆，水火灾难极为严重的时刻。除了天灾之外，还有猛兽、凶鸟危害人民，老人、儿童往往成为被害者。在这个危险的时刻，时代呼唤英雄出来救苦救难，解民于倒悬。按现在的观念来说，理应出来一位男子汉大丈夫，但是《淮南子》中说出来解救世人的并不是男子，而是女英雄女娲，于是女娲炼五色石以补苍天，断鳌足以立四极，杀黑龙以济冀州，积芦灰以止淫水。

女娲这位改天换地的英雄，不仅拥有先进技术，可以炼石补天，而且还为天地"立四极""杀黑龙"以解救冀州平原的洪水灾难。这个"黑龙"不再是呼风唤雨的神物，而是制造水灾、为害一方的罪魁。可见龙文化里的龙，也有善、恶的不同本性，不都是吉祥如意的正面形象。但是，它们都与水、雨水、水灾有关系。

据唐代司马贞为《史记》写的补篇《三皇本纪》载："神农氏，姜姓，以火德王。母曰女登，女娲氏之女，感神龙而生，长于姜水，号历山，又曰烈山氏"。

也就是说，炎帝神农氏的母亲是女娲的女儿，其感应神龙而生下神农氏，从血缘上说，神农应该是女娲的外甥，是神龙的后代。炎帝神农有龙的血脉，炎帝的后人，自然也就是龙的传人。

古人解释《周易》卦义的时候，提到"潜龙勿用"，即使是有真龙天子的气运（属于储君），在早期没有登基之时属于不在其位，为蛰伏地下的"潜龙"，也不应轻易发表主张，暴露出自己的未来打算。当然，一旦君临天下，就可以龙行天下，或者"飞龙在天"，大展身手，取得成果，也就"利见大人"了。但是，做事情不能太过分，物极必反，过犹不及，就会把事情办糟糕，出现"亢龙有悔"的结局。由此可见，在周文王、孔夫子解释《周易》的时候，就已经把龙文化融入哲学之中，成了一般真理性的表述了。

古代关于龙的记载的史料很多，其中有代表性观点的有以下几种。

《竹书纪年》中记载：伏羲氏各氏族中有飞龙氏、潜龙氏、居龙氏、降龙氏、土龙氏、水龙氏、青龙氏、赤龙氏、白龙氏、黑龙氏、黄龙氏。由此可见，龙已经成为伏羲时代不同氏族的标志，也就是说，虽然大家都是龙的传人，但是"龙生九子"，各有不同。

《左传·昭十七年》中说："太皞氏以龙纪，故为龙师而龙名。"太皞也是用龙作为分类标识，他分的不是氏族，而是军队。把军队用龙作番号，可见他希望自己的队伍都是威武之师。

《左传·昭二十九年》中记载："公赐公衍羔裘，使献龙辅于齐侯。"鲁公献给齐侯的礼物被称为"龙辅"，大约是一个饰有龙图案的艺术品。

《左传·昭十九年》中说："郑大水，龙斗于时门之外洧渊。"龙斗于护城河外的深水之中，大约不是暗流涌动，而是滚滚而流，声闻远方之意。《易经》就有"龙战于野，其血玄黄"，说的就是原野上乌云滚滚，尘沙飞扬，风雨大作的场面。《易经》中还说"群龙无首"是一个凶象。

《礼·礼运》中说："鳞、凤、鱼、龙，谓之四灵。"这段文字里已经把中华民族崇尚的吉祥物龙、麒麟、凤凰都列为能够沟通天地灵气的祥瑞，总称为"四灵"。四灵里的"鱼"，一定是一条不同寻常的大鱼，或者就是抹香鲸之类的大鲸鱼。古人一直相信"天垂象见吉凶"，孔夫子曾经感慨"麒麟不至，凤鸟不见"，自己的命运很不顺利。这种人与动物和谐相处的思想，也是万物和谐的一种精神。

《庄子·列御寇》中说："千金之珠，必在九重之渊，而骊龙颔下。"他认为最好的珍珠，不是扇贝产出来的，而是"骊龙"在极深的水底下培育的。

东汉许慎的《说文解字》，对于许多古代的名词术语进行了探索、解释，他对龙的解释是："龙，鳞虫之长，能幽能明，能细能巨，能短能长，春分登天，秋分而潜渊。"这句话说，龙身上有鳞片，而且是第一号的大型生物，它既能在人们看不到的黑暗里生活，也能在光天化日之下出现。它的身体充满了变化，能大能小，变化无常，是一种不同寻常的生物。尽管它没有翅膀，却能在阳气充足的春分时节飞腾上天，因此，春、夏季节天空之中可以雷声大作，风雨交加；它在秋天阴气逐渐转盛的时候，就深潜地下，在水下蛰伏起来，不再露面。因此，冬天见不到龙的身影，也听不到雷声，没有风雨交加的场面。

由此可见，人们在春节的时候，到处摆龙、舞龙，就是期盼神龙能随着阳气的回升，重新醒来，为人们行云布雨，保护人间五谷丰登，护佑太平盛世。立春、雨水之后的惊蛰，就是龙与万物经过一冬的蛰伏，即将随着"阳回人间，春到大地"而复苏。在此前后的"二月二龙抬头"，也是寄托着人们"龙回民间，云行天下"的美好愿望。

《广雅》中说："有鳞曰蛟龙，有翼曰应龙，有角曰虬龙，无角曰螭龙，未升天曰蟠龙。"这也是对不同种类龙的描述，似乎龙真就是这样，是多种多样的，不是单一、一成不变的。

◆龙是中华民族集成创新的杰作

龙到底是什么样的？很多人都和《叶公好龙》故事中的叶公一样，只见过饰龙而没见过真龙。

古人对龙的样子的记录，因为我们有出土的文物，可以看到早期的龙形。古人虽然比我们生活的年代早，但是限于历史条件，很多古人只能从前人的文字描述里来了解龙的模样。

关于龙到底是什么模样，古人曾经有过种种说法。

东汉王充《论衡》中说："龙之像，马首蛇尾。"可见王充眼里的龙，还是比较简单的形象，其描述得也很笼统，属于粗线条的轮廓式刻画。

明代的博物学家李时珍在前人记载的基础上，对于"神龙见首不见尾"的身体细微结构，在《本草纲目》里进行了描述："龙有九似：头似驼，角似鹿，眼似兔，耳似牛，项似蛇，腹似蜃，鳞似鲤，爪似鹰，掌似虎；是也，其背有八十一鳞，具九九阳数，其声如戛铜盘口旁有须髯，颔下有明珠，喉下有逆鳞，头上有博山"。

这个"龙有九似"的说法，据说来自东汉王符，但是"九似"的具体动物有所差异：龙的角似鹿，头似驼，眼似兔，颈似蛇，腹似蜃，鳞似鱼，爪似鹰，掌似虎，耳似牛。尽管"龙九似"的"不同版本"描述有差异，但是基本上大同小异。

总的来说，龙与图腾不一样，它不是一种具体的动物，但是，龙也不是"纯虚拟"的动物，在它的身上体现着不同动物的精华，是一种集成创新的虚拟动物，它具有普通动物所没有的特异功能，能够"不翼而飞"，它能飞、能深潜水中、能兴云降雨；龙还能显能藏、能巨能细、能长能短，是吉祥的"鳞虫之长"。

《三国演义》里的人物曹操，在"煮酒论英雄"的时候，就感慨地说："龙能大能小，能升能隐；大则兴云吐雾，小则隐介藏形；升则飞腾于宇宙之间，隐则潜伏于波涛之内。方今春深，龙乘时变化，犹人得志而纵横四海。龙之为物，可比世之英雄。"

龙在中华民族的地位，是极为崇高而神圣的，这种"造龙"的手法，也深刻地启迪了中医的思想。

◆中医集成创新"天地在心腹"

中医的藏象学说，虽然源于解剖所见的器官，但是又不局限于实质的脏器。

中医大胆地想象，认为五脏既合于四时，也合于五方，万物的声色气味都与五脏相关，人是整个时空的"袖珍浓缩体"。这种观点的形成，与中华龙文化的集成创新手法完全一致。

中医的藏象学说，借鉴了龙文化，是一个以五脏为中心而建立的广泛联系的体系。龙作为一个整体，是虚拟的，但是与它有关的风雨不虚，不需要呼风唤雨，风雨该来的时候自然会来；与龙有关的鳞片、虎须、鹿角、马面、鹰爪、蛇身、虾眼也都是客观存在的，只是它们存在于不同的动物身上，不是一种具体的生物。世界上的万物是相互关联的，都是在大自然中不断进化而产生的，并且它们可以在同一时刻出现，一起存在于现实世界中。

中医认为，心是生命的根本，因为它主宰着人的精神。心功能是否正常，可以从人体的面色上观察出来，因为面部是靠血液来滋润的，而心脏主宰血流和脉搏。心脏就像太阳那样重要，心气与夏天的阳气是相通的，与火气、苦味关系密切。人的心气充实，就经常是欢乐的；心气不足，就会精神不振。

人的肺脏主宰气的运行，是人体魄力的所在地，肺气足，人的声音洪亮。肺气通于皮毛，每一个毛孔的开阖都与肺气有关，所以肺气虚的人容易出虚汗。肺气通于秋，与燥气、辛味关系密切。因此，肺气在体内能够下行，疏通三焦的水道，肺气不利的时候，就会形成水肿、喘咳。人的悲伤与肺有关，这也和肺气通于秋有一定关系。

肾主宰水液代谢，主储藏精气，掌管人的生殖功能和大小便的排泄，肾的这些功能与肾气通于冬有关。肾配北方，与寒气、咸味关系密切。肾精是否充足，可以从头发得到反映，因此，先天肾精不足的孩子头发多稀疏而枯黄。肾主骨，肾精亏虚的老人、儿童骨质软弱容易疏松。骨骼中有骨髓，中医认为脊髓与骨髓有一定的相似性，也为肾所主。脊髓通于脑，因此，肾藏志，主记忆，肾精充足的人记忆力好。

肝脏主储藏血液，是人体劳作的根本，也是魂潜藏的地方。血液是否充足，可以从人的爪甲是否红润、筋腱是否坚强看出来。肝气通于春，配东方，因此，与风气、酸味关系密切。肝火盛的人，容易发怒。如患有震颤、摇摆、肢体抽搐的病证，与肝关系密切。

脾藏营，它与胃、大肠、小肠、三焦、膀胱等一起，完成水谷的消化、吸收、转运、输布，就好像谷仓转运粮食一样，有出有入，储存精华，剔除糟粕。其功能是否正常，可以从口唇色泽、肌肉是否丰满看出来。脾通土气，与甜味、黄色关系密切。

中医说，肝配东方，属木、其味酸、其色青、其声角、其气温，通于春季；心配南方，属火、其味苦、其色赤、其声徵、其气热，通于夏季；脾配中央，属土、其味甘、其色黄、其声宫、其气湿，通于长夏；肺配西方、属金、其味辛、其色白、其声商、其气燥，通于秋季；肾配北方，属水、其味咸、其色黑、其声羽、其气寒，通于冬季。

由此可见，五脏都不局限在包膜之内，没有下一级组织结构，没有软硬、大小，它们的色、味、声、五行属性、五方配属、五季旺气等，都是人为安排的，似乎是虚构的而不是客观实在的。但是，五脏不仅客观地存在于人体之内，而且五脏所联系的这些时空元素，也都是客观存在的，这与龙文化构建的龙，采用了相同的构建方法，是同一思想源泉结出的果实。

再说经络学说的构建，也与龙文化一样，气血的运行离不开动静脉，感觉的传导离不开神经与皮肤感受器。以脏腑为核心，经络联系内外表里，沟通四肢百骸、五官九窍，自然就离不开气、血、皮、脉、筋、骨、肉，离不开脏腑。经络学说所表述的脏腑是存在的，其所说的运行气血、沟通表里内外，都是客观存在的。因此，经络不是一个具体的组织结构，而是架构在人体各个组织之上的一个虚拟模型，是整体涌现的生命现象。

由此，我们可以看出，龙文化与中医学的脏腑经络学说，有着相似的构造方式，都是玄而不虚的模型。

医宗扁鹊，建立中医体系

探索中华文明，离不开对中医药的研究与阐发；研究中医药，就离不开对扁鹊的研究。

扁鹊是一个历史名人，司马迁在《史记》里说他"名闻天下"，而且出名非常早，在老子创立道家、孔子谈论儒学、墨子主张兼爱、孙子论述兵法的年代，扁鹊创立了独特的中医学，并靠这些突出的成就而"为方者宗"。

东汉末年著名的医学家张仲景，在《伤寒杂病论·自序》之中，一开篇就说："余每览越人（扁鹊）入虢之诊，望齐侯之色，未尝不慨然叹其才秀也。"张仲景被后世推崇为"医圣"，但是他心目之中的明星和最敬仰的人，就是扁鹊（秦越人）。

扁鹊秦越人，是一个人，不是一群人

很多人谈论扁鹊，但由于没有读懂《史记·扁鹊传》，就把扁鹊说成是一群人。

司马迁《扁鹊传》是我们研究扁鹊名号、里籍、医学授受、行医概况、学术特长等诸多问题不可多得的珍贵史料，司马迁对"扁鹊以其技见殃"的悲惨遭遇深为同情和感慨，他说："女无美恶，居宫见妒；士无贤不肖，入朝见疑。故扁鹊以其技见殃……老子曰：'美好者，不祥之器'，岂谓扁鹊等邪！"道出了太史公对扁鹊这位伟大医学家敬仰和爱戴的心情。但扁鹊秦越人距司马迁生活的年代较远，其史料多而复杂，远不像仓公诊籍那样详实可靠，要达到"实录"入传的目的，必须进行一番考证，所以《扁鹊传》中许多文字都是司马迁去粗取精，弃伪存真后的论断。

由于年代久远，《史记》传抄中也出现了某些文字讹误，司马迁所依据的原始资料多已失传，要正确理解司马迁论断的原义，也必须下些功夫，否则便难得出正确的结论。著名中医专家张灿玾曾经感慨地说："不知为什么，《扁鹊传》有些问题写得这样模糊。甚至可以说我们至今仍没有读懂《扁鹊传》。"因此，张教授主张进一步深入研究、探讨《扁鹊传》。

前人确定扁鹊活动年代，皆以史料涉及的赵简子、虢太子、齐桓公、秦武王作为立论根据，但四人所处的年代相去几百年，必有讹误在其中。滕惟寅不辨史料真伪，认定各种记载皆为信史，他说："扁鹊，上古神医也。周、秦间凡称良医，皆谓之扁鹊，犹释氏呼良医为耆婆也，其人非一人也。司马迁采摭古书称扁鹊者集立之传耳。其传中载医验三案，文体各异，可以证焉。盖司马迁而不知扁鹊非一人也，但受术于长桑君，治虢太子病及著《难经》者是即秦越人之扁鹊也；其诊赵简子者，见齐桓侯，在《国策》所谓骂秦武王，在《鹖冠子》所谓对魏文侯者，又为李醯所杀者，皆是一种之扁鹊也。注者不知而反疑年代龃龉，枉为之说，可谓谬也。"

滕氏《史记·扁鹊仓公列传割解》一出，扁鹊形象的完整性便被"割解"了。从其说者不乏其人，如龙川资言《史记会注考证》、陈邦贤《中国医学史》《吕思勉读史札记》《医药史话》等均采此说，目前许多文章也持此观点。

丹波元简著《扁鹊仓公传汇考》，书中说："盖扁鹊必一神医，于是战国辩士，如稷下诸子傅会（傅会：附会）种种神异之事，或笔之于书，或以为游说之资，故诊赵简子、治虢太子、察齐桓侯，其事之虚实，固不可知矣。""辩士一时傅会，子长（按：司马迁字子长）辄凑合立传以实之（以实之：把这些附会之事当成事实）。"提出这种观点的原因在于认定所有涉及扁鹊的记载都是历史事实，他们共同的特点是否认司马迁对扁鹊做过考证，不加识别地误将各种传闻异词，统统搜罗起来，"杂合以传"，写成了《扁鹊传》。或像刘敦愿先生所说的"《扁鹊传》似乎是一部未定之稿"。

这些说法都是对司马迁的误解，也是对扁鹊的错误认识。

曹老师认为，司马迁对扁鹊其人其事是进行过严格考证的，他在传中所叙述的三个病例基本可靠，扁鹊诊赵简子之事，尽管被人篡改利用，但经过去伪存真的考证，我们不难发现扁鹊就是赵简子那个时代的医学家，赵简子和扁鹊生活的时代还有虢城存在。所以扁鹊入虢之诊，治虢太（世）子尸厥之事，比较可信。扁鹊望桓侯之色的故事，有浓厚的寓言色彩，它有可能是韩非子根据民间传说改编成的寓言故事，虽然不能据之断定扁鹊的生活年代，但它却是当年流传于世的《扁鹊脉书》及《扁鹊内经》《扁鹊外经》极为生动形象的注解，二者互相发明，相得益彰，取之入《扁鹊传》并无不可；"扁鹊见秦武王"的史料，存在着重大的疑点，有许多资料可以旁证扁鹊只是秦武王策士们故事中的人物，而不是秦武王时代的医生。上述史料辨析，他在《神医扁鹊之谜》《扁鹊文化与原创国医》两部著作之中都有考证，可供读者参考。

周、秦之间的名医叫"良医"，或叫"上工"，且各有私名。如《左传》记载："晋有医衍，秦有医和、医缓。"

医和、医缓都被晋侯称为"良医"。若扁鹊是良医的代称或公名，则应称为"真扁鹊"而不说"良医"。由此可知，扁鹊不是良医的通称。

《新语·资质》记载，扁鹊过卫国，卫人有重病欲死者，扁鹊前去为他治疗，但患者的父亲却说："吾子病甚笃，将为迎良医治，非子所能治也！"若扁鹊是良医的公名，则应说："将为迎扁鹊治，非子所能治也！"

《吕氏春秋·至忠篇》云："宋有良医文挚"，也不言"宋有扁鹊"。《尸子》云："秦有良医竘"，《战国策·秦策》云："秦有侍医夏无且"，马王堆汉墓医书《十问》有"齐威王问文挚""秦昭王问王期"，并有传说中的医家十余人，皆不称为"扁鹊"，可知"扁鹊"只是秦越人的私名、称号，而非周、秦间良医的公称。反之，若将"扁鹊"作为周、秦间良医的公名，那么许多记载医家的史料就难以读通了。

班固《汉书·古今人物表》列秦以前的人物近两千人，其中只有一个扁鹊出现在赵简子的时代，并没有说还有其他的扁鹊。

《史记·扁鹊传》云："扁鹊者……姓秦氏，名越人……为医或在齐，或在赵，在赵者名扁鹊。"司马迁经过考证，认为扁鹊的本名叫"秦越人"。他在赵行医时，才被命名为"扁鹊"。传中把"扁鹊"作为一个具体的人进行叙述，记其行事，全无疑似之笔。

《史记·老庄韩非列传》云："老子者，楚苦县、厉乡、曲仁里人也，姓李氏，名耳……或曰：'老莱子，亦楚人也。著书十五篇，言道家之用，与孔子同时云。盖老子百有六十余岁，或言二百余岁……世莫知其然否。'"司马迁对他笔下的人物，信则传信，疑则传疑，绝非凭空编造。

司马迁立《扁鹊传》，对秦越人的生平事迹，言之凿凿，毫无含混之词，足以说明他对考证结论是颇为自信的。

　　然而，隋唐之际的杨玄操在注《难经》时提出，秦越人与"轩辕时扁鹊相似，仍号之曰'扁鹊'"，认为黄帝时代就有一个扁鹊。杨玄操这一说法，被唐代张守节在《史记正义》中沿用，对后世产生了很大的影响。滕惟寅提出"周、秦间凡称良医，皆谓之扁鹊"也受其影响。但经考证，汉、唐之间并没有黄帝时有扁鹊的说法，扁鹊也不是周、秦间良医公名。扁鹊名称的由来，有着深刻的历史文化背景。

　　扁鹊一称的原义为翩翩飞舞的喜鹊。《禽经》云："灵鹊兆喜。"赵人以鸟为图腾，故尊鸟而爱鹊，这是他们命名秦越人为"扁鹊"的先决条件，秦越人所具有的浓厚的传奇色彩和四处为人排忧解难，使人逢凶化吉的事迹，使赵人联想到秦越人就像那飞来飞去"兆喜"的灵鹊一样护佑着他们。

　　"图腾崇拜"是原始社会出现的宗教信仰。原始人往往把某种动物、植物或无生命的某种物质当作神物崇拜，自认为他们与这种神物之间有着亲属或其他某种亲密关系，是他们的保护神。因此，对其定期祭祀、朝拜，并禁止捕杀或砍伐、破坏这种神物。图腾崇拜普遍地存在于世界各民族的早期，有的甚至延续到近代或当代。

　　虽然杨玄操所说黄帝时代有神医扁鹊不足信，但黄帝时代产生以鸟为图腾的氏族是可能的，《左传·昭公十七年》追记了少昊氏当年以鸟名官的情况。《诗经·商颂》云："天命玄鸟，降而生商。"相传，商人的始祖契是其母简狄吞玄鸟之卵而生。

　　《史记·赵世家》云：赵氏的先人中衍氏"人面鸟

嚼"。《史记·秦本纪》云：中衍氏"鸟身人言"。张守节《史记正义》注云：中衍氏"身体是鸟而能人言"，又云"口及手足似鸟也"。

《史记·赵世家》还记载了天神对赵襄子预言他的后世子孙要当王，而且相貌是"黑龙面而鸟嚼"。图腾是氏族之间互相区别的标志，晋卿范氏的祖先是熊，中行氏的祖先是罴，代人的祖先是翟犬。赵简子梦中去见"帝"，"帝"让他射死熊和罴，赠给他儿子一条翟犬，就是预言其后将兼并范氏、中行氏和代国。无论这种原始图谶式的梦境在今天看来是多么荒诞不经，但当时的人们却深信不疑，甚至从汉代到后世，谶言竟成为盛行了相当长时间的一种社会现象。以鸟为图腾崇拜对象的赵人，尊鸟爱鹊，这是他们以翩翩飞舞的喜鹊为秦越人命名的一个重要根据。

秦越人少年时期即聪慧过人，是一个具有传奇色彩的人物。他的故里鄚州（今河北省任丘市北），在春秋战国时期是赵、燕、齐三国交界处，古老的黄河在它南边经沧州到天津入海，当地贸易繁荣，交通发达。秦越人年轻时在镇上一个旅馆任"舍长"。客人长桑君经常往来于镇上，在十余年的观察中，认为秦越人是一个正直善良、勤奋好学的青年，因此将珍藏的医药方书传给了他。秦越人是人们熟知的在镇上开了十几年旅馆的人，忽然间成了医生，而且诊治疾病往往能切中症结，手到病除，如同能透视患者内脏一般，因此人们纷纷传说他医学神授，能隔垣见物。赵简子昏睡五天不知人事，秦越人经过诊脉后，断定其不出三日必自愈；望桓侯之色，断其疾病渐次加重，不治必危；虢太子尸厥濒死，他也能起死回生。

秦越人种种奇妙医术，令人惊奇不已。随着名声远扬，秦越人常被患者接来迎去，足迹遍及中原各国，且能"随俗为变"，根据人们的需要，时而内科，时而外科，时而儿科，时而妇科，时而为耳目痹医，几乎无所不能，非常人所能想象。

秦越人近于神授的学医经过，妙不可言的精湛医术，游荡不定的行医经历，使以鸟为图腾崇拜对象，尊鸟爱鹊的赵人联想到秦越人就像是祖先神灵的化身，所过之处，能使人逢凶化吉，转危为安，护佑着他们，故尊称其为"扁鹊"，而不再直呼其姓名。而后这一称号传遍天下，人们皆尊称其为"扁鹊"。

尽管不同的部落氏族可以有共同的图腾，但相邻或较近的氏族往往各有不同的图腾，以示区别。因此，以鸟为图腾的赵人，是不可能把他国异邦的客医奉为保护神的。近年出土的汉画像石中，有的图被专家考证为"扁鹊针灸行医图"（《文物》，1972年第6期），图中扁鹊虽被神化为一个"胸以上是人，胸以下是鸟"的神物，但其嘴部仍是鸟喙，此与《史记·赵世家》所称赵氏先人"人面鸟噣"正好完全相同。

由此可见，司马迁对于"扁鹊是一个人，他的名号是由赵人命名的"这些论述有深刻的历史依据。

扁鹊在春秋，而非生活在战国中后期

　　研究扁鹊的生活年代，最可靠的资料是扁鹊诊赵简子，司马迁最重视它，但是很可悲的是有些学者坚决否定这一记载的真实性，这就把扁鹊的生活年代后延了一百多年。这是很不应该的。

　　扁鹊诊赵简子这则记载，先见于《史记·赵世家》，又载于《史记·扁鹊传》，可见司马迁是很重视这则史料的。但其中掺杂了不少迷信成分，对此，汉代的王充在《论衡·纪妖篇》中已经予以批判；但王充所批判的是赵简子的怪梦，他没有否认扁鹊诊赵简子这件事。近贤孔健民先生认为扁鹊诊赵简子的整个故事都是"赵国贵族的造谣"；卢南乔先生虽持比较谨慎的态度，未全部否定这则史料，却说这是扁鹊于二百多年之后，在邯郸与人论说或"遥断"赵简子的病情；郎需才先生认为是赵武灵王及其史官把扁鹊"打扮成一个披着神秘外衣的巫者"，也否定了这则史料；何爱华先生研究扁鹊三十多年，几次大声疾呼："本着'弃其糟粕，吸取精华'的原则，应当毫不犹豫地把秦越人为赵简子看病这种与医疗活动毫不相干的古代封建糟粕，彻底地从秦越人的生平事迹中清除出去。"现今的《医古文》教科书中已删去此节文字。

　　我们是信奉历史唯物主义的，赞成科学，反对迷信，但不应该把我们的观点强加给古人。我们有义务澄清历史的本来面目，把公道还给秦越人。我们更看重扁鹊诊赵简子这个故事是否包含着历史真实性，而不是宣扬被篡改、被扭曲了的记录。唐代刘知几在《史通·直书》中说："虽古人糟粕，真伪相乱，而披砂拣金，有时获宝。"扁鹊诊赵简子的故事，正是这样一种伪中见真的史料，只要我们去伪存真地仔细辨别，是不难发现其中的可贵之处的。

为了便于辨析这则史料，现将《史记·扁鹊仓公列传》及《史记·赵世家》中有关文字，照录如下。

《史记·扁鹊仓公列传》云："赵简子疾，五日不知人，大夫皆惧。医扁鹊视之，出，董安于问，扁鹊曰：血脉治也，而何怪！在昔秦穆公尝如此，七日而寤。寤之日，告公孙支与子舆曰：我之帝所甚乐。吾所以久者，适有学也。帝告我：晋国且大乱，五世不安；其后将霸，未老而死；霸者之子且令而国男女无别。公孙支书而藏之，秦谶于是出。献公之乱、文公之霸，而襄公败秦师于殽而归纵淫，此子之所闻。今主君之病与之同，不出三日疾必间，间必有言也。居二日半，简子寤。语大夫曰：我之帝所甚乐，与百神游于钧天，广乐九奏万舞，不类三代之乐，其声动人心。有一熊欲援我，帝命我射之，中熊，熊死。又有一罴来，我又射之，中罴，罴死。帝甚喜，赐我二笥，皆有副。吾见儿在帝侧，帝属我一翟犬，曰：及而子之壮也，以赐之。帝告我：晋国且世衰，七世而亡，嬴姓将大败周人于范魁之西，而亦不能有也。董安于受言而书藏之。以扁鹊言告简子，简子赐扁鹊田四万亩。"

《史记·赵世家》有关文字与此相同，只是"董安于受言"之前"帝"还有几句话交待："今余思虞舜之勋，适余将以其胄女孟姚配而（而：你）七世之孙。"《史记·赵世家》中在"赐扁鹊田四万亩"之后，故事还没结束，还有下面一大段文字做注脚：

"他日，简子出，有人当道，辟之不去，从者怒，将刃之。当道者曰：'吾欲有谒于主君。'从者以闻，简子召之，曰：'嘻，吾有所见子晰也。'当道者曰：'屏左右，愿有谒。'简子屏人，当道者曰：'主君之疾，臣在帝侧。'简子曰：'然，有之。子之见我，我何为？'当道者曰：'帝令主君射熊与罴，皆死。'简子曰：'是，且何也？'当道者曰：'晋国且有大难，主君首之。帝令主君灭二卿，夫熊与罴皆其祖也。'简子曰：'帝赐我二笥皆有副，何也？'当道者曰：'主君之子将克二国于翟，皆子姓也。'简子曰：'吾见儿在帝侧，帝属我一翟犬，曰：及而子之长以赐之。夫儿何谓以赐翟犬？'当道者曰：'儿，主君之子也。翟犬者，代之先也。主君之子且必有代。及主君之后嗣，且有革政而胡服，并二国于翟。'简子问其姓而延之以官。当道者曰：'臣野人，致帝命耳。'遂不见。简子书藏之府。"

这个故事的宗旨，恰如郎需才先生所说："赵简子昏厥七日半，原来是去见天帝，天帝告诉他五件事。第一，令他灭范、中行二卿；第二，他的儿子（按：即赵襄子）将克代国知氏；第三，晋国七世后将被韩、赵、魏三家瓜分而亡；第四，他的后代（按：即赵武灵王）将改政胡服，并略中山及胡地；第五，天帝将以胥女孟姚配他七世之孙（按：亦即赵武灵王）。这五件事，几十年和一百几十年之后竟都丝毫不差地一一实现了。在这里，名医扁鹊竟被打扮成了一个披着神秘外衣的巫者。"郎需才先生的分析是对的，但是谁"栽赃"给扁鹊的呢？郎需才先生说："打扮扁鹊出场的不是别人，正是赵简子的七世孙赵武灵王和他的史官，他们这样做有三项重大的政治目的。第一，他要改成胡人装束以便于练习骑马射箭，进行军事改革，以积极地应对善于骑射的胡人的威胁，并企图进一步扩大疆域，但遭到群臣的反对，这怪病就是要让反对他的人知道，他之所以要推行胡服骑射，本是天帝早在一百多年前就选定他执行这个任务了；第二，他立孟姚为惠后，废太子章而立孟姚之子何为太子，也引起各方面的不满，他要平息众怒，便说孟姚是天帝亲赐之女；第三，把他和当时人们所崇拜的创业祖先简子、襄子联系起来，以增加赵国臣民对他的尊敬和信服度。简子距武灵王将近二百年，扁鹊到底给简子看过病没有？当时的人和之后的人都无从查对，不易找出破绽，这恐怕也是选择简子患病，扁鹊诊病的原因之一吧。另外，扁鹊是当时流传的古代名医，让扁鹊诊病，就更加强了怪病的说服力。"

赵武灵王推行胡服骑射的改革措施，确实遇到了很大的阻力，但他克服这种阻力主要靠以理服人。他的叔父和大臣们皆被他说得心悦诚服，革政胡服遂得以顺利推行，但他毕竟是两千多年之前的人，为了实现他的宏图大志，他仍有可能采取篡改历史或编造谎言的方式以"上合宗法"。然而赵简子怪病的主要内容是为消灭当时势力很大的晋卿范氏和中行氏而编造的政治谣言，是董安于舍身存赵的一个策略，并不是赵武灵王凭空捏造的谎言。

今本《史记·赵世家》记述赵氏与范氏、中行氏冲突事件的文字有错简，且因果颠倒，如其中云："晋定公之十四年（公元前498年），范、中行作乱。明年春，赵简子谓邯郸大夫午曰：'归我卫士五百家，吾将置之晋阳'。午许诺，归而其父及兄不听，倍（背）言。赵鞅捕午，囚之晋阳，乃告邯郸人曰：'我私有诛午也，诸君欲谁立？'遂杀午。赵稷、涉宾以邯郸反。晋君使籍秦围邯郸……与午善，不肯助秦而谋作乱，董安于知之。十月范、中行氏伐赵鞅，鞅奔晋阳。"前文已云："晋定公之十四年，范、中行作乱"。后文又云："明年……与午善，不肯助秦而谋作乱。"自相矛盾，文有错简是肯定的。

《左传·定公十三年（公元前499年）》叙述这件事的因果关系是正确的。载文如下："晋赵鞅谓邯郸午曰：'归我卫贡五百家，吾舍诸晋阳。'午许诺。归，告其父兄，父兄皆曰：'不可，卫是以为邯郸，而置诸晋阳，绝卫之道也。不如侵齐而谋之。'乃如之，而归之于晋阳，赵孟怒，召午，而囚诸晋阳。使其从者说剑而入，涉宾不可。乃使告邯郸人曰：'吾私有讨于午也，二三子唯所欲立。'遂杀午。赵稷、涉宾以邯郸叛。夏六月，上军司马籍秦围邯郸。邯郸午，荀寅之甥也；荀寅，范吉射之姻也。而相与睦，故不与围邯郸，将作乱。董安于闻之，告赵孟，曰：'先备诸？'赵孟曰：'晋国有命，始祸者死，为后可也。'安于曰：'与其害于民，宁我独死，请以我说。赵孟不可。'"

从文中不难看出，赵简子杀赵午之后，由于赵午与范氏、中行氏是亲戚，关系十分密切，才激化了这场斗争。在此之前，不可能凭空编造"帝"要赵简子杀范、中行二卿的政治谣言；在此之后不久，赵鞅就复出，奉君命讨伐范氏、中行氏，已没有必要编造所谓的"帝命"了。我们不难设想二百年之后，赵武灵王因为推行胡服骑射的阻力，便编造了这样一个具有很强时间限制的"帝命"。另外，如果赵简子的怪病与董安于无关，或其中没有什么政治阴谋的话，我们就很难解释董安于的死因。为了说明这个问题，还得引用《左传》中的有关文字："秋七月，范氏、中行氏伐赵氏之宫，赵鞅奔晋阳，晋人围之。范皋夷无宠于范吉射，而欲为乱于范氏。梁婴父嬖于知文子，文子欲以为卿。韩简子与中行文子相恶，魏襄子亦与范昭子相恶。故五子谋，将逐荀寅而以梁婴父代之，逐范吉射而以范皋夷代之。荀跞言于晋侯曰：'君臣大命，始祸者死，载书在河。今三臣始祸，而独逐鞅，刑已不钧矣。请皆逐之。'冬十一月，荀跞、韩不信、魏曼多奉公以伐范氏、中行氏，弗克。二子将伐公，齐高疆曰：'三折肱知为良医。唯伐君为不可，民弗与也，我以伐君在此矣。三家未睦，可尽克也。克之，君将谁与？若先伐君，是使睦也。'弗听，遂伐公。国人助公，二子败，从而伐之。丁未，荀寅、士吉射奔朝歌。韩、魏以赵氏为请。十二月辛未，赵鞅入于绛，盟于公宫。"

在整个事变过程中，范氏、中行氏由于与知伯、韩、魏三家有矛盾而被逐，赵简子及其家臣董安于皆坐以待毙，没有采取什么主动行动，为什么却造成"三臣始祸而独逐鞅"的局面？为什么事变后，还要以"始祸"罪杀董安于？《左传·定公十四年》云："梁婴父恶董安于，谓知文子曰：'不杀安于，使终为政于赵氏，赵氏必得晋国。盍以其先发难也，讨于赵氏？'文子使告于赵孟曰：'范、中行氏虽信为乱，安于则发之，是安于与谋乱也。晋国有命，始祸者死。二子既伏其罪矣，敢以告。'赵孟患之。安于曰：'我死而晋国宁，赵氏定，将焉用生？人谁不死，吾死莫矣。'乃缢而死。赵孟尸诸市，而告于知氏曰：'主命戮罪人，安于既伏其罪矣，敢以告。'知伯从赵孟盟，而后赵氏定，祀安于于庙。"董安于所犯"发之"之罪的具体内容是什么？孔颖达疏曰："安于请赵孟'先备'，赵孟不从其言，则安于其无罪矣。但安于之谋国人闻之，梁婴父惧其知（智）谋，恐赵氏强盛，假此事而罪之，赵鞅叛而得还，不敢违命，故安于自缢死耳。"这种解释是难以服人的。首先，董安于是赵简子的心腹重臣，他们之间商议的事情即使不十分保密，也未必"国人闻之"；再者"先备诸"是人将攻，我先做些防御措施，完全合理合法，何罪之有？"赵鞅以晋阳叛"也不是他杀赵午，因为董安于劝他"先备诸"时他还担心"始祸者死"，说明他当时还未肇祸。

曹老师认为，董安于"发之"的始祸罪就在于他妄说帝命，预言："晋国且有大难，主君首之。帝令主君灭二卿，夫熊与黑皆其祖也。"荀寅由于世将中军，故又称"中行氏"，他与范氏当时的力量很强大，所以知伯、韩、魏三家奉君命伐之也没能取得胜利。他们两家联合起来进攻赵简子，这对赵氏家族是很危险的，是赵简子得立之后遇到的第一次危及社稷存亡的紧要关头，董安于唯恐赵人不知，无所准备，其为了唤起民众，鼓舞士气，才大肆宣扬"帝"让赵简子灭二卿的政治谣言，不料人多口杂，传入范、中行耳中，他们本"欲作乱"，再加上这一借口，兵变乃起。所以知伯说："范、中行氏虽信为乱，安于则发之。"董安于妄说帝命，意在唤起赵人杀敌卫家的斗志，其舍身存赵，有大功于赵氏，故其虽自杀弃市，但后"赵氏定"而其得配食于赵氏祖庙，永享赵祀。

董安于为了取信于民，在编造帝命时借用了两个影响很大的事件，一是秦缪（穆）公平晋乱的例子，一是扁鹊诊赵简子的事例。《史记·封禅书》云："秦缪公立，病卧，五日不寤。寤，乃言梦见上帝，上帝命缪公平晋乱。史书而记，藏之府。而后世皆曰秦缪公上天。"秦穆公平息晋乱在赵简子时代是事过不久的生动事例，人皆知之，故董安于借来仿制，想取得同样的效果。扁鹊诊赵简子之事，或在事变之前，或在事变之中。若扁鹊诊赵简子在此事之前发生，那赵简子就是真的"五日不知人"，后经扁鹊诊治而愈，赵简子为此赏他四万亩田。这件事在国人记忆中是很有影响力的大事，但赵简子病中或病后说过什么胡话，一般人是不会知道的。董安于利用了这一点，出示他加工过的所谓"受言而书藏之"的"原始记录"，向众人解释说：上帝早就让赵王灭范氏、中行氏，现在他们果然要作乱，我们只好替天行道了！如果此事之前扁鹊没有诊过赵简子，他可以让赵简子装病，对外宣称"昏迷不知人"，急召扁鹊诊治。扁鹊不知是计，见赵简子虽闭目而卧，却气色不改，尺肤不热，血脉不乱，呼吸调匀，故出而云："血脉治也，而何怪……不出三日必间。"装病的赵简子，当然能在预定的时间醒来。醒后说的"谵言胡话"自然没有什么责任。这正对应了董安于挺身而出所说的那句话："请以我说（杜预注：晋国若讨，可杀我以自解说）。"

细心的学者可能要问：扁鹊秦越人在赵简子那个时代，能不能凭脉象决断预后？赵简子"赐扁鹊田四万亩"，是否合于当时礼法？曹老师认为，扁鹊秦越人在那个时代是完全可以做到以脉决断病情的。因为在此50多年前的一则医史故事可以使我们相信这绝非耸人听闻。《左传·襄公二十一（公元前552年）》中记载，楚国申叔豫为了政治避难而称疾不朝，时"方暑，阙地，下冰而床焉，重茧衣裘，鲜食而寝。楚子（楚君）使医视之，复曰：'瘠则甚矣，而血气未动。'"申氏卧冰绝食，身体羸瘦，酷似大病不起之状，楚医却能断定他"血气未动"，没有疾病。

楚医候血气的方法不可能是望诊，因为申叔豫装病绝不会满面红光，两目炯炯有神。所以，楚医见他虽瘠瘦困乏，但"血气未动"，其极有可能是切脉得知。《素问·脉要精微论》认为"气血未乱"是平人之脉，通过切脉可以"决死生之分"。司马迁认为扁鹊诊病时虽能四诊合参，却特以诊脉为名。

"至今天下言脉者，由扁鹊也。"秦越人比楚医晚50多年，又精于诊脉，他通过诊脉断定患者预后良好是可以做到的，更何况赵简子的病有可能是装出来的。

赵简子赐扁鹊田四万亩也是有可能的。"赵（赵简子）名晋卿，实专晋权，奉邑侔于诸侯（《史记·赵世家》）"，是一个大的土地所有者。他在鲁哀公二年曾悬赏说："克敌者，上大夫受县，下大夫受郡，士田十万。"由此可见，扁鹊受四万亩田并不过分。《左传》多次记载像郑国、卫国那样的小国还时常封臣下六十邑。井田制时，"邑有四井，井有九家"，六十邑约合20万亩。赐扁鹊四万亩田，约为十邑，这对赵简子来说不过是九牛一毛。

如上所述，曹老师认为，赵简子怪梦的主要内容是预言上帝让他消灭晋卿范氏、中行氏，在这场兼并战争中他处于极其不利的地位，是其嗣立之后赵氏又一次面临险境的重大历史关头，他的才臣董安于为此献出了生命，原因就在于董安于公开散布了上帝让赵简子灭二卿的政治谣言。

我们之所以认定"赵武灵王及其史官"并未编造扁鹊出场的故事，还在于"赵武灵王及其史官"不只在董安于旧记的帝命中附添了关于他这"七世孙"的事，而且在赵襄子为了灭知伯而造的"神命"中也加了补笔，两次的"作案手法"完全一样。

《史记·赵世家》云："知伯怒，遂率韩、魏攻赵，赵襄子惧，乃奔保晋阳。原过从，后，至于王泽，见三人，自带以上可见，自带以下不可见。与原过竹二节，莫通，曰：'为我以是遗赵毋恤。'原过既至，以告襄子。襄子齐三日，亲自剖竹，有朱书曰：'赵毋恤，余霍泰山山阳侯天使也。三月丙戌，余将使女反灭知氏。女亦立我百邑，余将赐女林胡之地。

至于后世，且有仉王，赤黑，龙面而鸟噣，鬓靡髭髯，大膺大胸，修下而冯，左衽，界（介）乘，奄有河宗，至于休溷诸貉，南伐晋别，北灭黑姑。'襄子再拜，受三神之令。"知伯率韩魏之师围攻晋阳，《战国策》云："围晋阳三年，城中巢居而处，悬釜而炊，财食将尽，士卒病羸。"《史记·赵世家》云："三国攻晋阳，岁余，引汾水灌其城，城不浸者三版。城中悬釜而炊，易子而食，群臣皆有外心，礼益慢。"简直是四面楚歌，危在旦夕，赵襄子虽派张孟谈使离间计，与韩、魏共谋击破知伯，但在"士卒病羸""群臣皆有外心"的情况下，要想取得反败为胜的结局是颇为困难的。曹老师认为，正是在这种情况下，赵襄子才编造了"三神致天命，让赵氏反灭知伯"的政治谣言以鼓舞士气，赵襄子绝不可能在三年或一年之前就预见到"三月丙戌"反灭知伯之事；他在危难之中编造帝命时，绝不可能会奢望他的后世能越过侯爵而成为"仉王"。赵襄子死后，经过赵桓子、赵献子，到赵烈侯三年时赵氏始称侯。又经过赵式公、赵敬侯、赵成侯、赵肃侯，才到赵武灵王。赵武灵王即位之初还是赵侯，在推行胡服骑射之前才改称王。文中"左衽"即是胡服的代称，"介乘"是不用战车而单人骑射之意。

如上所述，赵武灵王推行胡服骑射，主要靠说理，以理服人，我们不能设想他为了合于宗法而凭空编造两个"致帝命"的故事。杨雄《法言·重黎》云："或问：'赵世多神，何也？'曰：'神怪茫茫，若存若亡，圣人曼云。'"古代有作为的人对于神怪故事大都是不推崇的，赵简子、赵襄子迫于时事的险恶，不得不出此等计策，赵武灵王借而用之，使其革政措施得以顺利推行，可谓"取之有道"。

如果细辨原文，从句式上看，"及上君之后嗣，且有革政而胡服"和"至于后世，且有伉王"等字句也有明显的转折，其附添、补笔的痕迹也于多处可见。

既然我们认为赵武灵王及其史官篡改了董安于的旧说，那么，紧接着的一个问题是：赵简子当政时有没有属于自己的史官，有没有用《史记》所载之策。

赵简子虽为晋卿，却有自己的史官。《韩诗外传》云："赵简子有臣曰周舍（人名），立于门下三日三夜，简子使问之，曰：'子欲见寡人何事？'周舍对曰：'愿为谔谔之臣，墨笔操牍，从君之过，而日有记也，月有成也，岁有效也。'"刘知己《史通·史官建置》云："赵鞅（即简子），晋一大夫尔，犹有直臣书过，操简笔于门下。田文，齐一公子尔，每坐对宾客，侍史记于屏风……此则《春秋》'君举必书'之义也。"《国语·晋语》载董安于自述："方臣之少也，进秉笔，赞为名命，称为前世，义于诸侯。"《论衡·须颂》云："古之帝王建鸿德者，须鸿笔之臣褒颂记载，鸿德乃彰，万世乃闻。"为赵简子"进秉笔，赞为名命"的董安于担任过赵简子的史官，后来又成为赵简子的心腹重臣，每有大事，赵简子常与董安于商议。《淮南子·道应训》云："赵简子以襄子为后，董安于曰：'无恤（即赵襄子）贱，今以为后，何也？'简子曰：'是为人也，能为社稷忍羞。'"由此可知，赵简子时代是有旧史存留的，扁鹊诊赵简子一事被记录于赵史是可信的。赵武灵王的史官篡改旧史也是有可能的。司马迁撰写《史记》时，曾经直接引用了大量赵史的史料（《虞氏春秋》等），《史记·赵世家》中多处使用"某某伐我""拔我某城"等第一人称，此与《春秋》文字为鲁国史官所记略同。司马迁《史记》中《赵世家》和《扁鹊仓公列传》引用的虽然是被篡改过的赵史，但经过我们的辨别，不难看出其本来的面目。

退一步说，不论扁鹊诊赵简子之事是记录自董安于之手，还是伪出于赵武灵王及其史官，都向我们有力地揭示了这样一件事实：扁鹊绝不是秦武王时代的医生。

因秦武王与赵武灵王是同时代的人，所以李伯聪先生说："我们看到，当代有几位学者断定扁鹊是秦武王的同时代人，亦即与赵武灵王的同时代人。他们尖锐地批评了那种认为扁鹊与赵简子同时代的观点，他们的观点和批评是否正确呢？现在，让我们假定是在2300年前的赵武灵王时代提出扁鹊活动时代的问题，而且那时假如扁鹊正是一位仍然健在的、远近闻名的医生，请问，赵武灵王的史官在捏造历史时敢于把扁鹊的医学活动'提前'将近200年，使扁鹊与赵简子、董安于同时吗？于是，我们就不难发现鉴定'扁鹊诊赵简子'一事中真伪分野的关键所在了。一方面，捏造赵简子梦游钧天、捏造天帝预言赵武灵王要娶孟姚、行胡服革政的情节，这是做伪目的和核心所在，这是可以欺骗当时的大多数人，但却骗不了后世，特别是20世纪的大多数人；另一方面，对于名医扁鹊和赵简子、董安于同时代这一点（包括扁鹊被赐田四万亩），做伪者是无须做伪，而且也不敢做伪的（如果一个做伪者竟然荒唐到把一个健在的名医推到200年前进行活动，其骗局将彻底破产，其政治目的也就无从达到了）。某些学者由于看到'扁鹊诊赵简子'一事的记载中有后人篡改和做伪之处，就不分青红皂白地否定一切，不再分析和考察有关记载是全伪还是真伪混杂这个关键的问题。有人甚至义愤填膺地将此事'一揽子'地判定为'封建糟粕'，'呼吁'把此事'彻底地从秦越人的生平事迹中清除出去'，我们认为这不是真正的科学态度。相反，这是同真正的科学态度背道而驰的。在这里还需要指出的是，否定'扁鹊诊赵简子'一事真实性的郎需才同志指责说'名医扁鹊竟被打扮成一个披着神秘黑衣的巫者'，这是不符合事实的。细读《史记·赵世家》的原文，不难发现，虽然赵武灵王的史臣利用'扁鹊诊赵简子'一事'添油加醋'编造了一些神奇的预言和谎言，但扁鹊所说的话中却没有关于赵国未来的直接预言，而且扁鹊的话以'血脉治也，尔何怪'作为基础，这与《扁鹊仓公列传》云'至今天下言脉者由扁鹊也'是恰相吻合的。"

综上所述，曹老师认为董安于不可能让别的时代的人为赵简子诊疾，赵武灵王也决不会让秦武王时代的医生去断赵简子的病，所以扁鹊秦越人与赵简子大体同世是比较可信的。

扁鹊诊赵简子的准确年代，应该在公元前497年或更早，因为记载这件事的董安于在公元前496年就自尽了，这一点非常重要。

创建各专科，突出在脉学守数精明

《史记·扁鹊传》云："扁鹊名闻天下，过邯郸，闻贵妇人，即为带下医；过洛阳，闻周人爱老人，即为耳目痹医；来入咸阳，闻秦人爱小儿，即为小儿医；随俗为变。秦太医令李醯自知伎不如扁鹊也，使人刺杀之。至今天下言脉者，由扁鹊也……太史公曰：女无美恶，居宫见妒；士无贤不肖，入朝见疑，故扁鹊以其技见殃……故老子曰：'美好者，不祥之器'，岂谓扁鹊等耶？"司马迁以极为深切的同情和惋惜的心情，记述了扁鹊惨死的情况，同时对妒贤嫉能的李醯之辈进行了无情的怒斥，抒发了太史公鲜明的爱憎感情。

《脉经·卷四·诊损至脉第五》云："扁鹊曰：'脉一出一入曰平，再出一入少阴，三出一入太阴，四出一入厥阴；再入一出少阳，三入一出阳明，四入一出太阳。脉出者为阳，入者为阴。故人一呼而脉再动，气行三寸；一吸而脉再动，气行三寸。呼吸定息，脉五动。一呼一吸为一息，气行六寸。人十息，脉五十动，气行六尺。二十息，脉百动，为一备之气，以应四时。天有三百六十五日，人有三百六十五节，昼夜漏下水百刻。一备之气，脉行丈二尺。一日一夜行于十二辰，气行尽则周遍于身，与天道相合，故曰平。平者，无病也，一阴一阳是也。脉再动为一至，再至而紧，即夺气。一刻百三十五息，十刻千三百五十息，百刻万三千五百息，二刻为一度，一度气行一周身，昼夜五十度。”

上文扁鹊所说脉的“出”和“入”，我们今天难以确定其准确的含义，但是可以肯定不是指血液的流向，不是动脉的搏动为出，静脉的血流为入。扁鹊所说的“出入”，可能是和阴阳表里有关系，也可能指某些经脉在体表、体内的循环比例问题。有关这个问题，我们不妨搁置一下，先看看扁鹊所说的“昼夜五十度”的循环，是如何计算出来的。

扁鹊认为，“天有三百六十五日，人有三百六十五节，昼夜漏下水百刻。”这是把自然界按照年、月、日的变化，作为一个常数、一个前提，来论述人体变化必须参照的准则，这就像老子所说的“道法自然”。但是，就和扁鹊不用“道”一样，他也没提“道法自然”。但是，“人与天地相参”，在扁鹊和老子的时代，这是一个时人普遍遵循的规律，论述人体也必须遵循这个规律。所以，人的三百六十五节是一个整体，都要获得气血的滋润和营养。

人体被气血滋润、营养，以及气血的运行都需要有一定的度，不能太多、太快，也不能太少、太慢，太多、太少、太快、太慢都是病态，也就是后文要提到的“损脉”和“至脉”。

人体气血循环的常数，是与人的呼吸频率、血脉的长度、血行的速度三个要素相联系的，呼吸是气机出入的表现，其背后有肺气、宗气的推动，气行则血行，气滞则血瘀。

气和血的关系，可以通过呼吸频率和血脉运行的长度来测量、推定，扁鹊认为，不仅吸气有利于血脉运行，呼气时仍然可以推动血脉的运行。"人一呼而脉再动，气行三寸；一吸而脉再动，气行三寸。呼吸定息，脉五动。一呼一吸为一息，气行六寸。"

这是理论推演的结果，而不是实际测量的结果。这种推演，就是司马迁说的"守数"，数和象有关系，通过呼吸、脉动之"象"，可以推算气血运行的长度之"数"，也可以称为"以象求数""以象概括数"。

正常的人，"脉百动，为一备之气"，而"一备之气，脉行丈二尺"。这是一个常数，是正常人气血运行的速度。"昼夜漏下水百刻"，铜壶滴漏是古人计算一天时间的方法，今天我们说一刻等于15分钟，实际上这是一个约数，古人一昼夜100刻，按1刻15分钟计算，一昼夜为1500分，比实际的1440分多出了60分钟，也就是长1个小时。所以，1刻应该不到15分钟，实际上一刻等于14.4分钟，这样才能和古人一昼夜100刻相符合。

扁鹊认为，气血"一日一夜行于十二辰，气行尽则周遍于身，与天道相合，故曰平。平者，无病也，一阴一阳是也。"此处的"天道"，仍然带有"道路"的意思，可以引申为规律，与老子关于"道"的思想有一些相合之处，但是又没有"道是天地间普遍规律"的深刻含义。

老子的思想、扁鹊的理论，都必须建立在前人有关认识的基础上。整体观来源于女娲补天的思想，来源于河图洛书的天地万物自然生成论，也来源于伏羲的八卦哲学。

扁鹊说："二刻为一度，一度气行一周身，昼夜五十度。"这个气血"昼夜五十度"的理论推定，影响到后世关于血脉运行的学说。《灵枢·五十营》的有关论述，与扁鹊的思想完全一致："黄帝曰：'余愿闻五十营奈何？'岐伯答曰：'天周二十八宿，宿三十六分；人气行一周，千八分，日行二十八宿。人经脉上下、左右、前后二十八脉，周身十六丈二尺，以应二十八宿；漏水下百刻，以分昼夜。故人一呼，脉再动，气行三寸；呼吸定息，气行六寸；十息，气行六尺，日行二分。二百七十息，气行十六丈二尺，气行交通于中，一周于身，下水二刻，日行二十分有奇。五百四十息，气行再周于身，下水四刻，日行四十分有奇。二千七百息，气行十周于身，下水二十刻，日行五宿二十分。一万三千五百息，气行五十营于身，水下百刻，日行二十八宿，漏水皆尽，脉终矣。所谓交通者，并行一数也。故五十营备，得尽天地之寿矣，（气）凡行八百一十丈也。'"

《灵枢·五十营》关于呼吸与脉行的论述，体现出与扁鹊医学高度相似，或者干脆就是先后继承的关系。扁鹊生活于春秋末期，他不可能学习成书于汉代的医学著作。因此，我们可以认定《灵枢·五十营》中的有关论述，继承了扁鹊的医学、脉学思想。

《灵枢·营卫生会》中也运用了扁鹊"昼夜五十度"的理论，以说明营气和卫气的循环："人受气于谷，谷入于胃，以传与肺，五脏六腑，皆以受气，其清者为营，浊者为卫，营在脉中，卫在脉外，营周不休，五十而复大会，阴阳相贯，如环无端，卫气行于阴二十五度，行于阳二十五度，分为昼夜，故气至阳而起，至阴而止。故曰：'日中而阳陇，为重阳；夜半而阴陇，为重阴。'故太阴主内，太阳主外，各行二十五度，分为昼夜。"

"五十度"的气血运行规律，也是营卫循环的规律。扁鹊的这一思想，对后世也有很大的影响。

扁鹊谈脉学，阴阳气血与五脏症结

扁鹊说："脉三至者离经。一呼而脉三动，气行四寸半。人一息脉七动，气行九寸。十息，脉七十动，气行九尺。一备之气，脉百四十动，气行一丈八尺。一周于身，气过百八十度，故曰'离经'。离经者，病，一阴二阳是也。三至而紧则夺血。"

扁鹊认为，人体一呼一吸，都是脉动两次，如果达到三次，就是不正常状态，被称为"离经"。这里的"经"，不是经脉，而是"经常"之意，这与我们常说的"离经叛道"相似。脉动过快的"离经"，为什么会对身体造成损失？是因为"气过"180度，超过了平时循环的长度，会过度消耗、损害人体的气血，也会影响脏腑的功能。

扁鹊说："脉四至则夺精。一呼而脉四动，气行六寸。人一息脉九动，气行尺二寸。人十息脉九十动，气行一丈二尺。一备之气，脉百八十动，气行二丈四尺。一周于身，气过三百六十度，再遍于身，不及五节，一时之气而重至。诸脉浮涩者，五脏无精，难治。一阴三阳是也。四至而紧则夺形。"

一呼一吸都是脉三至的时候，已经属于"离经"的状态，到"脉四至"时就更不正常了，扁鹊称为"夺精"。

"夺"是剥夺，"精"是正气，这是一个很严重的病理状态。其形成的原因，是因为脉动太快，一呼一吸都是脉动四次。这样快的脉动，使"气过三百六十度，再遍于身，不及五节，一时之气而重至。"现代医学也认为，心率过快，会导致心脏舒张末期血液充盈不足，输出的血液量减少，有效循环血量不足，可以进一步造成心、脑、肾等重要脏器缺血，甚至出现休克、多脏器衰竭。扁鹊说："诸脉浮涩，五脏无精，难治。"可以说，在两千多年之前，扁鹊对于脉动过快的病情病理的判断，以及对于"难治"的预后结论，都是很准确的。这些并不是"经验之谈"，而是依据脉学研究得出的结论。

扁鹊说："脉五至者，死。一呼而脉五动，气行六寸半。人一息，脉十一动，气行尺三寸。人十息，脉百一十动，气行丈三尺。一备之气，脉二百二十动，气行二丈六尺。一周于身三百六十五节，气行过五百四十度。再周于身，过百七十度。一节之气而至此。气浮涩，经行血气竭尽，不守于中，五脏痿痹，精神散亡。脉五至而紧则死，三阴三阳是也。"

一呼一吸分别达到脉动五次的时候，病情更加严重，既不属于"离经"，也不是"夺精"，在治疗上也不再属于"可治""难治"的范畴，扁鹊直接指出其结果是"死"，并且说明了病人"必死"的原因，是因为气血循环过快，"再周于身，过百七十度。一节之气而至此。气浮涩，经行血气竭尽，不守于中，五脏痿，精神散亡。"病人"脉四至"的时候，已经"五脏无精"；现在"脉五至"，情况更加严重，达到了"血气竭尽""五脏痿，精神散亡"的严重程度。因此，扁鹊断定其必死无疑，而不说自己可以治疗，这是一个非常客观的态度，是非常负责任的做法。

论述了脉动过快的"至脉"，扁鹊就转到了脉动过缓的"损脉"。与"至脉"的程度差异一样，"损脉"也有轻重程度的不同情况。

扁鹊说："脉一损一乘者，人一呼而脉一动，人一息而脉再动，气行三寸。十息脉二十动，气行三尺。一备之气，脉四十动，气行六尺，不及周身百八十节。气短不能周遍于身，苦少气，身体懈堕矣。"

脉动慢，气血循行的速度就慢，达不到正常标准，在应该周行全身的时候，病人的气血循行却"不及周身百八十节，气短不能周遍于身"。气血是身体各种活动的动力和营养物质，扁鹊认为，循环不足的表现一是气力不足，或者气短不足以息，少气懒言，而且身体活动也受影响，喜静而不喜动，临床特征就是"身体懈堕矣"。

扁鹊说："脉再损者，人一息而脉一动，气行一寸五分。人十息，脉十动，气行尺五寸。一备之气，脉二十动，气行三尺，不及周身二百节。疑气血尽，经中不能及，故曰离经。血去不在其处，小大便皆血也。"

"再损"就是"二损"，是在"一损"的基础上进一步发展，气血运行更缓慢。

"一损"的时候，血脉的运行"不及周身百八十节"，而"再损"的时候，气血运行"不及周身二百节"。在证候上，比"气短""少气""懈堕"更严重，达到"气血尽"的严重程度，还出现了大小便出血的危象，扁鹊将之概括为

"离经"。

扁鹊说:"脉三损者,人一息复一呼而脉一动。十息脉七动,气行尺五寸。一备之气,脉十四动,气行三尺一寸,不及周身二百九十七节,故曰争。气行血留,不能相与俱微。气闭实则胸满脏枯而争于中,其气不朝,血凝于中,死矣。"

"三损",的病情,比"再损"更严重,气血循环"不及周身二百九十七节",因为"血凝于中",而出现了"胸满脏枯"的"死征""死证"。扁鹊将"三损"的这种状况,概括为"争",表示医生与病人一起与死亡、死神争夺生机。

扁鹊说:"脉四损者,再息而脉一动。人十息,脉五动,气行七寸半。一备之气,脉十动,气行尺五寸。不及周身三百一十五节,故曰亡血,亡血者,忘失其度,身赢疲,皮裹骨。故气血俱尽,五脏失神,其死明矣。"

"四损"的病证,已经达到了非常危险的境地,气血循环"不及周身三百一十五节"。在扁鹊看来,"脉四损"是逐渐发生的,不是突发性心律失常,所以病人出现"身赢疲,皮裹骨",身体虚赢、消瘦的状态,"气血俱尽,五脏失神"是一个极为严重的状态,扁鹊将其概括为"亡血"证,并说"其死明矣",预后很差。

扁鹊又说:"脉五损者,人再息复一呼而脉一动。人十息脉四动,气行六寸。一备之气,脉八动,气行尺二寸。不及周身三百二十四节,故曰绝。绝者,气急,不下床,口气寒,脉俱绝,死矣。"

脉"五损"是心动过缓最严重的情况,比一般人循环速度差很多，"不及周身三百二十四节"，病人呼吸微弱，呼吸节律快，脉搏微弱欲绝，病情危重，不能下床，预后很差，属于"死证"，扁鹊将其概括为"绝证"。

扁鹊对于损、至脉的研究，是从脉搏与呼吸频率、气血运行速度的关系出发，概括出常数，然后再推导出一至五级的不正常情况，脉动过缓的属于"损脉"，脉动过快的为"至脉"。

扁鹊论损、至脉的思想，对后世有着深远的影响。

《难经》之中关于脉学的论述占有突出地位，因此其较多地继承了扁鹊的医学特色，并且其中很少谈论"道"，与《灵枢》《素问》在学术理念上也有很大的差别，而与扁鹊的学术特征比较接近。扁鹊论损、至脉的思想，其中的很多内容，被保存在《难经》之中，而且还有所发展。《难经》这种"再创新"，对于后世也有着深远的影响。

《难经·十四难》中说："曰：脉者损、至，何谓也？然：至之脉，一呼再至曰平，三至曰离经，四至曰夺精，五至曰死，六至曰命绝。此至之脉也。何谓损？一呼一至曰离经，再呼一至曰夺精，三呼一至曰死，四呼一至曰命绝。此损之脉也。至脉从下上，损脉从上下也。损脉之为病奈何？然：一损损于皮毛，皮聚而毛落；二损损于血脉，血脉虚少，不能荣于五脏六腑；三损损于肌肉，肌肉消瘦，饮食不能为肌肤；四损损于筋，筋缓不能自收持；五损损于骨，骨痿不能起于床。反此者，至于收病也。从上下者，骨痿不能起于床者，死；从下上者，皮聚而毛落者，死。"

从上述论述之中，不难看出《难经》继承了扁鹊论损、至脉的思想，并且又在继承的基础上有所发展。

首先，《难经》没有论述一吸一呼脉行几寸，没有提到"一备之气"气血循环的长度，没有提到"五十度"，只论述了呼吸与脉动的关系，并且在一至五级损、至脉的名称概括上，也进行了"规范化"处理。

扁鹊所论的"至脉"，一至没有病名，二至"夺气"，三至"离经"，四至"夺精"，五至"死"；一损"苦少气"，二损"离经"，三损"争"，四损"亡血"，五损"绝"。

《难经》把损、至脉的严重者，统一命名为"离经""夺精""死""绝"四个等级，并且更容易检测、判定和记忆，是在扁鹊有关论述基础之上不断总结、规范的结果。

《难经》还进一步把"损"的概念，泛化为（或者叫"引申为"）一般的"虚损"，并且规定为一损是损皮毛，二损是损血脉，三损是损肌肉，四损是损筋，五损是损骨。这就把"虚损"病机，逐渐与脏腑辨证相联系，上升为一般法则了。

《难经·十四难》中说："损其肺者，益其气；损其心者，调其荣卫；损其脾者，调其饮食，适其寒温；损其肝者，缓其中；损其肾者，益其精，此治损之法也。"

把扁鹊关于损、至脉的理论，延伸为临床脏腑虚损的病机，使之成为一个普遍的诊治法则，确立了治疗大法，其意义是非常重要的。

《难经·十二难》中说："阳绝补阴，阴绝补阳，是谓实实虚虚，损不足，益有余。如此死者，医杀之耳。"反之，补虚损，泻实邪，成为后世中医的一个普适法则，被广泛采纳和遵循。

《难经·八十一难》中说："《经》言：无实实虚虚，损不足而益有余。是寸口脉耶？将病自有虚实耶？其损益奈何？然：是病非谓寸口脉也，谓病自有虚实也。假令肝实而肺虚，肝者木也，肺者金也，金木当更相平，当知金平木。假令肺实而肝虚，微少气，用针不补其肝，而反重实其肺，故曰实实虚虚，损不足而益有余。此者，中工之所害也。"

《难经》中所引的经典内容，自然离不开扁鹊开创的医学理论。虚损思想的建立，受扁鹊医学的启发是不言自明的。

被合称为《黄帝内经》的《素问》《灵枢》，把"虚实"作为一个基本概念，经常提到"虚"。如《素问·通评虚实论》中说："邪气盛则实，精气夺则虚。"但是很少说"损"，即使有关于"损"的一些记载，也大多属于治法，有的属于病证，多不是"损、至脉"的含义。

《灵枢·五色》中说："雷公曰：病之益甚与其方衰，如何？黄帝曰：外内皆在焉，切其脉口，滑小紧以沉者，病益甚，在中；人迎气大紧以浮者，其病益甚，在外。其脉口浮滑者，病日进；人迎沉而滑者，病日损。其脉口滑以沉者，病日进，在内；其人迎脉滑盛以浮者，其病日进，在外。脉之浮沉及人迎与寸口气小大等者，病难已；病之在脏，沉而大者，易已，小为逆；病在腑，浮而大者，其病易已。人迎盛坚者，伤于寒，气口盛坚者，伤于食。"

　　其中的"人迎沉而滑者，病日损"，是与脉口、人迎的其他脉象相比较，来显示其临床意义，"病日损"不是"损脉"，而是身体正气虚损的意思。

　　《素问·天元纪大论》中说："然天地者，万物之上下也。左右者，阴阳之道路也；水火者，阴阳之征兆也；金木者，生成之终始也。气有多少，形有盛衰，上下相召，而损益彰矣。"

　　这里的"损益"是自然规律，一年之中四季分明，春生、夏长、秋收、冬藏，是一个完整的周期。各种植物的外在形体，春生、夏长则益，秋收、冬藏则损，人也如此。

　　《素问·厥论》在论述"寒厥"病机的时候说："前阴者，宗筋之所聚，太阴阳明之所合也。春夏则阳气多而阴气少，秋冬则阴气盛而阳气衰；此人者质壮，以秋冬夺于所用，下气上争，不能复，精气溢下，邪气因从之而上也。气因于中，阳气衰，不能渗营其经络，阳气日损，阴气独在，故手足为之寒也。"

　　这里的"损"就是减少，"阳气日损"是指阳气一天天减少而不足。

　　《灵枢》《素问》提到"损"的时候，往往与治法"补益"联系在一起，《素问·阴阳应象大论》中说："能知七损八益，则二者可调，不知用此，则早衰之节也。"根据马王堆汉墓出土的帛书《天下至道谈》的内容，可以看出所谓"七损"，就是七种会引起身体损伤的性行为；所谓"八益"，则为八种有利于身体健康的性行为。尽管其中有些内容未必恰当，但是毫无疑问这属于那个时代的"性医学"理论。

古代提到"损"这个治法，主要是用针刺治疗实证，意思是使其受损失，相当于泻实。

《素问·奇病论》中说："《刺法》曰：无损不足，益有余，以成其疹，然后调之。所谓无损不足者，身羸瘦，无用镵石也；无益其有余者，腹中有形而泄之，泄之则精出而病独擅中，故曰疹成也。"

《灵枢·九针十二原》中说："夫气之在脉也，邪气在上，浊气在中，清气在下。故针陷脉则邪气出，针中脉则浊气出，针太深则邪气反沉，病益甚。故曰：皮肉筋脉，各有所处。病各有所宜，各不同形，各以任其所宜，无实实无虚虚。损不足而益有余，是谓甚病。病益甚，取五脉者死，取三脉者恇；夺阴者死，夺阳者狂，针害毕矣。"

所谓"损不足，益有余"是一个错误的治疗方法，这与扁鹊论损、至脉，已经有了很大的不同。"损"已经不再具有"损脉"的最初含义，而是把"损"用为动词，成为"使其损失"之意，进一步虚损的"使动用法"。同时，"损法"容易造成"不足"的含义是很明确的。

东方文明，靠五行建和谐社会

古希腊的四元素学说、印度佛教的"四大"中都没有"金"，可见西方文化对金属革命的重视程度，远不如中华民族。

五行之中的水火木土都可以是自然物质，金虽然也是自然物质，但其成型并应用于生产却是人类的劳动成果；五行之间的生和克，都必须有人类的劳动参与才能实现，如果没有人类活动的参与，五行就不能成立，也不能"行"起来。

所谓"五行"，是古人总结的一套学说，主要用来说明万事万物通过互相联系、互相资生、互相制约，从而达到动态平衡的过程。其是一种善于解决多因素平衡、和谐、共存关系的学问，是很可贵的理论方法。

五行的具体内容很简明，就是土生金、金生水、水生木、木生火、火生土，以及土克水、水克火、火克金、金克木、木克土的关系。也就是金、木、水、火、土五种要素之间存在的相生、相克的复杂关系。

所谓"相生"，就是五种要素之间的相互资助，都有"我生者"和"生我者"。比如，土生金，是说大地矿脉里含有金属，经过冶炼就能产生金属；金生水，是说金属的工具可以凿井挖渠，开掘水源；水生木，是说草木的生长，都必须靠水的滋润；木生火，是说草木可以燃烧变成火，这是古人经常做的事情，火是人类征服的第一个自然力，而金是人类劳动创造的成果；火生土，是说火热的阳光能够温暖土壤，使土壤充满生机，冬天的土地不能生长草木，就是因为其中没有火力，故没有生机。

"我生者"是我的"子"，就好像是自己的孩子；"生我者"是我的"母"，就好像是自己的母亲。五行之中的每一个要素，都有生我者的"母"，也都有我生者的"子"。五行构成了一个生生不息的生物圈，一个彼此依存的生态系统。五个要素之间都是"亲戚"，是互相资助的关系。但是，世界万物不仅需要互相资助的"相生"，还需要"相克"，也就是互相克制、互相制约的力量，才能建立平等和谐的体系。

所谓"相克"，就是相互制约。比如，土克水，就是土壤形成的堤坝可以制约水的流向，所谓"水来土掩"就是这个道理；水克火，即用水来灭火，现代人都知道，但是古人想要知道这个道理，也许要摸索很久；火克金，烈火把矿石里的金属冶炼出来，应当是在古人掌握了制陶技术之后逐渐发现的，当然，用火锻造金属制造各种器具，更是伟大的创举；金克木，是说金属的工具可以砍伐树木，可以收割农作物，可以造舟车、木器家具，而"舟车之利，以济不通，致远，以利天下"，制造工具既丰富了古人的创造能力，带来了便利，也解放了古人的思想；木克土，是说草木的生长，可以改变土壤结构，使土地生机盎然、疏松而不板结。

五行之间的生克制约关系，既是自然的，也是人文的，是人类劳动参与其间的动态变化过程，是人与自然和谐发展的美丽图画。

五行之中每一行都不能缺少，缺少了任何一行，这个体系就不存在了；哪一种要素也不能异常，异常了就会影响其他几种要素，其他几种要素就要发生相应的变化，五行之间通过相克和相生的作用，以恢复系统的平衡。

"土生金"是人类通过冶炼矿石，然后才生产了铜、铁、白银，金属的产生是人类劳动的成果；"金克木"也是人类的劳动过程，用金属的工具收割或加工木器；"火克金"就是人类冶炼金属的过程，也是人类打造金属器皿、制作金属工具的过程；"金生水"即人类挖井修渠，开掘水源的过程。

因此我们说，没有人类的创造，五行就建立不了，只能是木、火、土、金、水五类物质元素；没有人类劳动的参与，即使有了五类物质，也不能"行"起来，而只好属于"五物""五元素"学说。所谓"五行"，就是五种物质元素，在人类劳动的参与下，运动起来，"行"起来，变化起来。

在五行学说之中，"五"就是全部，而不是五个单独的物质要素。五行学说在中医学里的应用非常广泛，如天的"五气"、地的"五味"，就和人体的五脏有着密切的关系。

春气通于肝，肝属于木。夏气通于心，心属于火。长夏之气通于脾，脾属于土。秋气通于肺，肺属于金。冬气通于肾，肾属于水。

春天多风，风吹着草木，使其生长，草木生长的特点是向上伸展和向下扎根，初生草木的滋味多属于酸涩。因此，肝的功能就是主疏泄，升发条达，像树木那样伸展。因此，肝气舒畅，人的血液就流畅，消化、吸收功能也健壮。树木依赖水土，影响水土。因此，肝的功能正常与否，首先要看肾水是否充足、脾土是否健运。当然，木能生火，火能克金，所以肝的火气太大，就会影响肺气的宣发肃降和心血的流动、心神的安宁。

其他的四脏也和肝一样，其功能是否正常，不仅关系到自身，而且通过生克关系，会影响其他脏腑，这就是中医"时空整体观"的特点：不单纯看一个局部的脏腑，而是在整个体系里找平衡。想办法恢复五脏之间、脏腑之间的平衡，恢复脏腑与气血津液、五官九窍、皮脉筋骨肉之间的动态平衡。

五行学说的体系里，每一行都是平等的。在整个五行的体系里，体现的是和谐的、平衡的、动态的变化。哪一行也不能太过，太过了就会引起一系列的变化，造成不和谐，影响其他的物质因素，进而产生疾病。同样的道理，五行之中也不允许出现"某一行太弱"。假如一行太弱，也会影响其他几行，从而出现不和谐，出现失平衡，产生一系列的变化，进而产生疾病。

五行学说强调的就是整体、和谐、动态、平衡。这种"理想状态"的出现，是人体健康状态的保证，是人体自组织能力的体现。平衡需要多元物质互相制约，需要大智慧。一个元素无所谓平衡，两个元素也很难长久保持平衡，只有多元共存才需要平和、和谐。中医的大智慧不是凭空想象的，它从何而来呢？《老子》中说"道法自然"，也就是从天地、日月星辰的运动关系，从四时五行的运动变化之中总结出来了"大道"。

因此可以说，五行学说是人类社会发展到一定阶段而产生的哲学思想，是善于解决复杂问题、构建和谐社会、提倡以人为本的哲学基础，是东方智慧的结晶，是中华文化的优秀思想，是解决世界复杂问题的理论法宝。

时间与空间是物质的存在形式，在以往的哲学里，时间与空间是分别计量的，两者好像两条可以任意交叉的线段，只要时间与空间一结合，就会产生不同的物质。因此，以往总是把时间与空间分开，用不同的理论分别计量、标识。在五行学说里，借助人的作用，时间与空间融为了一体。

天之五气、地之五味，本来是相互之间没有联系的东西，是互相隔离的，分别具有"纳入标准"和"排除标准"的十种物质要素。然而，借助人的五脏六腑，天之五气、地之五味统一起来，一起形成人、供养人。

当然，天之五气与地之五味分离，也可以促成人的死亡。

东、西、南、北、中为空间的五方，春、夏、秋、冬为时间的四季，在五行的指导下，通过人体的五脏六腑结合了起来。

东方配春天，属木；南方配夏天，属火；西方配秋天，属金；北方配冬天，属水；中央属土，与四季均有关，主要配属于夏末秋初的长夏。这样的配属，就构成了时间上不间断、空间上不分离的整体、动态的状态。

人体的五声、五色、五体、五味、七情、九窍等都可以用五行学说贯串起来，形成完整的体系。

也就是说，与人体五脏相关的哲学基础，就是五行学说。

"跳出三界外，不在五行中"是一种渴望摆脱现实世界，成为神仙的"遥远的理想"，也是不太可能实现的早期"科学幻想"。

人们经常提到《周易》与中医学的关系，且大多认为两者关系密切，却又看不见中医的著作里引用《周易》的情况。

其实，《周易》里的医学内容很少，其对于中医学的价值主要是在方法学上可以启发人们的思考，而且在方法学上，阴阳和五行学说已经把《周易》的精华，转输给了中医学。所以，中医的经典里，难以看到《周易》中的论述。

人们在解释《周易》八卦的时候，认为乾卦代表天，坤卦代表地，坎卦代表水，离卦代表火，艮卦代表山，兑卦代表泽，震卦代表雷，巽卦代表风。天、地、水、火、山、泽、雷、风八种（或者叫八类）自然物质，基本上组成了人们赖以生存的天然物质环境，八种物质之中并没有人的影响因素。

然而，八卦的地、山、泽可以合并为土；天、雷与火可以合并为火；风转变为木；水仍然是水。八卦之中的物质虽然丰富，但是不能涵盖五行之中的金。

也就是说，八卦虽然号称能"综括万物"，但是，缺少了五行之中的"金"。

为何会出现这样的现象呢？因为金不是自然界固有的东

西，而是人类劳动之后的成果。

八卦代表的是纯天然的物质元素，它的形成不依赖金属文明，可以出现在比较早的石器时代，而五行学说必须在青铜文明之后出现。在金属未被冶炼出来之前，在金属工具不被普遍应用的时代，出现五行学说是不可能的。因此说，五行学说容纳了人文因素。

在五行学说的体系里，火作为人类掌握的第一个自然力，其得到了比在八卦里更加重要的地位；由于木可以代表生命，也有了不同于在八卦中只表示风的特殊意义；土作为凝聚了地、山、泽精华的代表，其地位也更加显著；水是生命赖以生存、不可或缺的物质，其地位自然不容低估。

在八卦中，"巽"有时被人们解释为象征风，有时也被人们解释为象征木。《象传》解释15个含有三画巽卦的合休卦时，10次使用风来解释巽，5次用木来解释巽；坎卦多数情况下被说成是水的象征，有时也被说成是泉、云、雨的象征；离卦多被解释为火的象征，少数情况下被说成是明、电的象征。

《说卦传》把八卦与方位的八方联系起来，而且与身体的首、腹、足、股、耳、目、手、口等肢体相配合，并与马、牛、龙、鸡、豕、雉、狗、羊等动物相配属。由此可见，八卦所配属的事物有逐渐"扩大化"的趋势，并且已经出现了"为加忧、为心病、为耳痛"等疾病的象征。

《汉书·五行志》中说："刘歆以为，伏羲氏继天而王，受《河图》，则而画之，八卦是也；禹治洪水，赐《洛书》，法而陈之，《洪范》是也。圣人行其道而宝其真。降及于殷，箕子在父师位而典之。周既克殷，以箕子归，武王亲虚己而问焉。""箕子乃言曰：'我闻在昔，鲧陻洪水，汩陈其五行，帝乃震怒，弗畀《洪范》九畴，彝伦攸斁。鲧则殛死，禹乃嗣兴，天乃锡禹《洪范》九畴，彝伦攸叙。'此武王问《洛书》于箕子，箕子对禹得《洛书》之意也。"颜师古注曰："取法《洛书》而陈《洪范》也。"

由此可见，传说中八卦起源于伏羲时代，五行学说，形成于商代之前的禹，晚于八卦学说的出现，对于这种说法可以有所借鉴，也可以有所取舍。

五行不仅简化了八卦的"基本单元"，由八个要素简化为五个要素，而且去掉了借助"道具"复杂运算的神秘外衣，使金、木、水、火、土之间的联系更加广泛、普遍、严密。

五行去掉了八卦"偶然性""随机性"的推算结果（即每一次求卦，结果都不一样），形成了客观存在的、具有普遍指导意义的理论体系[1]。

五行学说还解决了阴阳学说的某些不足，让世界上复杂万物之间的联系除了对立统一之外，还有了生克制化、因果乘侮等复杂的联系形式。

比如，男女是阴阳对立的，但是母亲与儿子之间除了阴与阳的不同属性之外，还有相生、相养的人伦关系；水火、寒热除了阴阳属性的对立统一之外，还有不同地域、季节的差异；

---

[1] 有关考证，可以参见曹东义所著的《回归中医》. 中国中医药出版社，2007年第一版。

相同的水火过剩或者不足，在不同的季节、地域，引起的结果将会截然不同。这种复杂的关系用五行学说论述起来，比阴阳学说更加贴合实际。

在中医理论的奠基著作《素问》《灵枢》《难经》之中，我们见到了丰富的五行学说的内容，却没有发现八卦的文辞。

作为六经之首、中华文化源头的"易学理论"，已经被阴阳、五行学说吸收、替代，它们与原始的医学知识互相融合、交织在一起，在很大程度上摆脱了"巫师""巫术"的影响，并在一定程度上摆脱了迷信，走向了科学，形成了完整而系统的医学理论，指导着中医学不断发展、进步、完善，走到了21世纪。

在与现代科学的交流与冲击中，阴阳五行学说仍然以它深厚的底蕴、宽阔的视野、善于解决复杂问题的优势，引领着中医药学的发展，并指导我们安全、有效地治病与养生，并且正在逐渐走向世界，走向辉煌的未来。

市井文明，观测阴阳金生水

茫茫宇宙之间，人是从哪里来的？这个问题曾经激起世界各个民族人们的探索热情，也曾经产生过许多不同的说法。

古希腊神话认为，宙斯和奥林匹斯圣山上的众神，是人类的缔造者。信仰基督教的人，认为是上帝创造了人类，先有了亚当，后来又从亚当的肋骨培育出夏娃，在伊甸园里诞生了人类的后代。

中国古代的传说不止一种，对人类起源的看法也不一样，有的似乎过于玄虚，如女娲造人的传说；有的朴实，那就是《黄帝内经》等中医经典著作对人的生命起源的描述。那么，产生于几千年前的中医学是怎样论述人类起源的呢？为什么说是正确的呢？

中医学没有上帝造人、神仙造人的说法，而是按着自然界发展的思路来解释人类诞生的原因。《黄帝内经》中说："人生于地，悬命于天，天地合气，命之曰人。"也就是说，人体虽然生活在地上，但是其生命一刻也离不开天的存在。人如果不呼吸，马上就会死亡，所以古人把去世也叫做"咽气"。也有人说人的死亡是"没气了"，一个朝代即将灭亡的时候也可以形容为"气数已尽"，表示不可挽救了。地气形成的五味，也是人体生存所依赖的基本物质，所以一再说"人绝胃气则亡"。

中医非常重视人体的呼吸和气，而认为心跳则相对次要一级，这正是中医与西医不同的地方。在气与血的关系中，气属于主动的动力部分，血属于相对安静的部分。中医认为，血液的流动要靠气的推动。所以中医说："气行则血行，气滞则血瘀。"气虚的时候，无力推动血液运行，血液就会瘀滞。

自然界的气，不是固定不变的，而是流动的，是有温度变化的。变化的根本原因就在于地球的自转和日月星辰的旋转。因此，有太阳的时候，气温高；没有了太阳，气温就降低。春天的气温暖，夏天的气炎热，秋天的气凉爽，冬天的气寒冷，一直在不停地变化。

中国古人很善于观察，也很善于总结。"立竿见影"是一个成语，人们往往借此形容办事效率高，或者成效显著，但是很多人不知道"立竿见影"是最早的科学研究：树立一个竿子，来测量日影的变化。这就产生了古代的历法，也就阐明了太阳与月亮、太阳与地球的运动关系。因此，就萌生了古老的农业科学，当然，也给古老的中医学建立了科学的方法论：天人相应。

古人在很早的时候就有了四季的划分，而且又把四季进一步细化，五天是一候，三候是一气，也就是15天为一个节气，六气是一季，把全年分成24个节气。在春秋战国之前，人们就重视建立日历，"授民以时"是国家领导人的重要职责，违背了农时，就无法取得人民的信任，政权也就不牢固。

如何保证月亮"十五圆"，这可不是一般的学问。欧洲人不讲农历，只讲公历，也就是只研究太阳与地球的关系，不研究地球与月亮的运动关系，所以，他们的月亮"随便圆"。刘明武先生说，中国人的历法是一个阴阳合历的历法，既有望朔，也有闰月，正是《易经》所说的"日月相推而明生焉，寒往则暑来，暑往则寒来，寒暑相推而岁成焉"。

中国古代把一年划分为农历24节气，气候与节气是否相符十分重要。气候到来的早与晚，不仅与农作物生长有关系，也与人体的疾病发生与否，甚至与发生什么病都有密切的关系。所以，农历与中医也有密切的联系。

值得重视的是，中国的农历很注意远期预测，在天气很热的时候，他们就想到了寒冬腊月，想到了阴阳气的变化，因此说："夏至一阴生。"

农历规定："夏至三庚便数伏。"表示"夏至"到"数伏"之间还有20多天。每年伏天为30~40天，最热的时候是"中伏"。伏天是酷热难耐的时候，但是在"初伏"到来之前的"夏至"，古人通过测量，知道日晷的影子已经到了最短的时刻，马上就要发生转化了，"重阳必阴"，因此就发出来第一份阴气增长的预报："夏至一阴生"。因此，夏至就是阴阳转化的一个"拐点"。

冬至的时候，天气还不太冷，最冷的时刻还未到来，然而，日晷的影子已经达到了最长，此后必将一天一天地缩短，此时，阳气已经萌动。所以，古人据此又发出来一份阳气增长的预报："冬至一阳生"。这就是"重阴必阳"所揭示的规律，冬至是阴阳转化的另一个"拐点"。

由此可见，古人通过"立竿见影"，进行科学研究的结果是很可靠的。

这说明，天地阳气的变化出现在气候变化之前，天地的阳气是动力，而气候的变化，必须随阴阳的变化而变化。所以，《黄帝内经》中说："阴阳者，天地之道也，万物之纲纪，变化之父母，生杀之本始，神明之府也，治病必求于本。"

古人靠着多年的客观观测，得出阴气、阳气变化的规律。年复一年，屡试不爽。因此，他们坚信自己的主张：阴阳气的变化，出现在气温的变化之前，是万物变化的动力。

人是自然界自身发展而形成的，人体也要随着自然界的阴阳变化而改变自己的节律。知道这种变化规律，主动适应这种变化，就能保持健康、防止疾病；否则，逆时而动，就有可能生病、短寿。

《黄帝内经》中说："人以天地之气生，四时之法成。"讲的就是人体与自然界阴阳变化的密切关系。

台西商代遗址保存着我国现存最早的两眼水井，使我们看到了"井"字起源于象形的实物证据。2号水井是一个早期的水井，井口椭圆，直径在1.38~1.58米，井深3.7米。井底为圆角长方形，长1.46米，宽1.06米。井壁凹凸不平，略呈桶状，原涂一层厚2厘米的草拌泥，并有加固用的木橛。井底木质井盘分内外两层，用圆木南北东西互相叠成井字形，内层井盘有两层圆木，外层有五六层圆木，各角均有加固用的木桩进行固定。这些井底的圆木，虽然经过修整，但是大都没有剥皮，有的枝杈尚存，保持着原始的形态。但这绝对不是"粗制滥造"，而当时的生产工具主要是石器，尚处于非常原始的时期。井内除了少量的陶片和一件陶罐之外，还罕见地发现了一个木水桶，是用一块木瘿子掏挖而成的，它的两侧有对称的圆穿，以方便取水。

1号水井为晚期的水井，井口呈圆形，上口直径2.95米，深6.02米，井壁上粗下细，比较光滑，自井口向下到4米深的时候，向内收缩，出现一个小平台。井底直径1.7米，井底有"井"字形井盘，是用四五层圆木互相重叠咬合搭成，只有一层井盘，但是外周固定的木桩竟有30根。井底的圆木直径在12~22厘米，长短与井底一致。木桩的直径为2~4厘米，长38~70厘米。井盘内堆满了大量陶罐，能完整复原的陶罐就有19件之多，此外还有骨匕首、骨笄和卜骨。陶罐无疑是打水时落入井内的，而骨笄、卜骨掉在井里的可能性不大，其是否具有某种宗教意义也难确知。

商代水井的出现，不仅说明当时人们已经懂得开发和利用水源，而且在改造水井结构和提水工具方面都有了很大进步。在没有水井的时代，古人只能"逐水而居"，生活在河边、湖边，生活很不稳定。有了水井，就可以自由地选择居住的地点，修房造屋，永久居住，逐渐形成较大的城邑、郡国。市井文明的出现，是人类文明史上非常重要的一个里程碑。

最早的井也许是用石头工具开凿的，只有使用金属工具，才能开凿出"高质量"的水井。金属工具挖井、开渠的过程，即五行学说的"金生水"的过程。

人出生之后，要靠自然物质的补充与营养。人必须不断地与自然界交换物质，才能维持生命的状态，古人称之为"天食人以五气，地食人以五味"。

天的五气，就是风、火、湿、燥、寒。这五种性质的气候，是古人划分四季的主要因素。

地的五味，就是酸、苦、甘、辛、咸。这五种滋味，是一切食物营养的基本要素。

五气入鼻，藏在心肺；五味入口，先入肠胃。五气、五味可以代表对人体有益的万物。

在五行学说的指导下，"五"就是全部，"五气"指的是全部的天气，"五味"也就是天地万物的所有滋味，人的生存离不开五气与五味。

因此说，古人对自然，有一种与生俱来的敬畏，即所谓"顺之者昌，逆之者亡"。就是说，人类只有顺应自然界的变化，才能生得自由，活得滋润。如果人不能顺应自然，不能从自然界不断获取生存所需的物质，人的生命就结束了。

古人把气看得很重要，认为"气聚则生，气散则亡"。具体到身体的内部，把与气有关的内容进一步丰富起来，比如把人体内有形的物质与无形的功能叫做"形"与"气"。一个人必须形和气相平衡，才是健康的。如果一个人太肥胖，一动就气短，没有力气，活动不灵便，中医就称为"形盛气衰"；如果一个人过度消瘦，虽然力气不小，行动灵活，但是不丰满，甚至是皮包骨头，就叫做"气盛形衰"。

在气与形的关系中，气为阳，形为阴。

身体里的气进一步细化，就可以因为它分布的部位不同、作用不同而形成不同的名称，就有了肺气、心气、肝气、脾气、肾气、胃气、宗气、营气、卫气等不同的称谓。这里所说的"气"，就像力学出现之后很多自然作用都被称为"力"一样，"气"只是一个词尾，肺气、心气、肝气、脾气的核心是前面的脏腑，气只是表示肺、心、肝、脾等脏器的功能。

很多不了解中医的人，往往说阴阳是玄虚的，说那是算命先生的把戏。其实，这是一种误解。

阴阳学说一点也不玄虚，或者说它"玄而不虚"，因为"玄"就是规律，《老子》中说"玄之又玄，众妙之门"，可见"玄"就是万物变化的规律。阴阳学说是古人对自然界万事万物长时间观察、总结之后，提出来的普遍规律。

古人是如何认识阴阳的呢？其实并不复杂。

为了说明这个问题，我们必须回到从前。在物质极度贫乏、满眼都是广阔原野的古代，古人有了余暇，开启了智慧的思考，他们在认真观察自然的时候，体会最深的东西首先是白天与黑夜的交替出现。经过多年的体验之后，聪明的古人就会思考：对比强烈的白天和黑夜，它们是如何形成的？一个答案"很容易"地就浮现出来：是太阳的光照。

古人另一个比较深切的感受，是炎热与寒冷、水与火的对比。炎热的夏天，经过缓慢而悠长的时日，不可逆转地转化为寒冷的冬天；寒冷的冬天，同样经过缓慢而悠长的变化，不可逆转地要到达夏天。这样的体验，一次次地出现，古人不断积累、不断思索，就找出来其中的规律。也就是说，寒暑、冷暖变化的背后，一定有什么东西在支配着，或者是有什么力量在推动着日月星辰的运动。

"法相莫大乎天地，变化莫大乎四时""日月相推而明生焉……寒暑相推而岁成焉。"地球与太阳的关系，古人研究的最早，印象最为深刻，结论也很可靠，以至于到了今天也还是正确的，这即是中医理论具有"普适性"的一个证明。

有了太阳，就有了光明，就有了温暖。太阳"消失"之后，就会产生黑暗，就会有寒冷。

火与太阳一样，也有光明与温暖的属性，而且火还有向上、向外、轻盈易动的特性。水与火的性质相反，寒凉而向下，沉静而质重。

古人有了用火的经验，也有了测量日晷观察寒暑变化的"实验"，规律性的认识逐渐出现了。

经过千万年的观察、总结，古人逐渐形成了"阴阳"的概念。

古人认为，凡是温暖、向上、向外、光明、活动、清轻的物质属性，都属于"阳"的范畴；与阳形成对比的就是阴，凡是寒冷、向下、向内、黑暗、静止、浑浊的物质属性，都属于"阴"的范畴。比如，一天之中，白天因为光明、温暖而属阳，夜晚由于黑暗、寒凉而属阴。四季之中，春夏季节因为温暖、炎热而属阳，秋冬季节由于寒凉、清冷而属阴。

因此，中医的经典著作《黄帝内经》中说："阴阳者，天地之道也，万物之纲纪，变化之父母，生杀之本始，神明之府也。故治病必求于本。"

也就是说，"阴"与"阳"是天地之间最根本的规律，是划分、归类万物的最高纲领，是一切量变与质变的力量源泉，是万物产生和消亡的根本原因。宇宙之间鲜明的变化与微小的变化，都是由阴阳的变化而引起的。因此，治疗疾病必须从根本上找原因，这根本的原因就是阴阳。

《黄帝内经》中说，阳气积累就形成天，阴气积累就形成地。天上的日月星辰不停地变动，所以天的性质属于阳；地相对不动，所以地的性质属于阴。古人从天地那里学来了智慧，因此《周易》中说："天行健，君子以自强不息；地势坤，君子以厚德载物。"

春天阳气逐渐强盛，万物复苏，所以阳气主生发；秋冬阴气逐渐加强，万物凋零，叶落归根，所以阴气主收藏。《周易》中说："生生之谓易……天地之大德曰生。"

世界万物具有无限的可分性，阴阳之中也可以进一步划分阴阳。

比如，虽然春夏总体上属阳，但是春夏的每一天也有阴阳；一天中的阴阳，根据阴阳气的多少，还可以划分为阳中之阳、阳中之阴、阴中之阳、阴中之阴。

比如，上午整体上属阳，而且是阳气逐渐增加的过程，所以是阳中之阳；下午总体上属阳，但是由于阳气在逐渐减少，所以是阳中之阴。

自然界是变动不居的，阴阳也是不断变化的，不会总停留在某一个水平上，这就形成了中国古代非常注重事物本来面目的辩证的认识方法。

阴与阳之间的互相转化，往往是阴消阳长或阳消阴长的动态过程。而且量变会逐渐积累为质变，质变也就是"界变"，由阳界变为阴界，或者由阴界变为阳界。比如，白天变为黑夜、黑夜变为白天，或者春夏变秋冬、秋冬变春夏，都属于质变、界变（阴阳界变）。

古人云："重阳必阴，重阴必阳。"比如，日出的时候，阳气逐渐增加，到了中午，阳气达到最盛，然后逐渐衰退，到了傍晚转为阴。入夜的时候属于阴，而且阴气逐渐增加，到夜半的时候，阴气最盛，然后逐渐衰退，到黎明转为阳。这就是"重阳必阴，重阴必阳""日月相推而明生焉，寒来暑往而岁成焉"。不仅年的变化有规律，月的轮回也有规律，一日即可以分为四时，这些都具有规律性。

阴与阳之间，既相互依存，又相互对立，还要不断地相互消长、转化。

因此，我们不难看出，阴阳学说是古人对自然界的日月运行、四时变化规律进行观察、总结而提出来的，一点也不抽象。只要睁眼看世界，就与阴阳组成的万物相关。换句话说，万物都有阴阳的属性，我们一睁眼就见到了阴阳。

人体既然是自然界阴阳之气变化的产物，就必然会有阴阳的属性。

正是在这样的认识基础上，中医学治疗疾病的根本治则就提了出来："治病必求于本。"

"本"就是根，本就是基础。古人说："君子务本，本立而道生。"《黄帝内经》中所说的"生之本，本于阴阳"。也就是说，生命的根本必须建立在自然阴阳变化的基础上，人体的生理、病理、诊断、治疗，都必须在阴阳学说的指导下进行求索。

具体地说，人的体表可见，所以体表属阳；体内脏器深藏不露，所以体内相对体表来说属阴。都在体表，腹部经常屈曲，因此属阴，背部经常伸展，因此属阳。人体的上部属阳，下部属阴。

古人研究人体也必须建立标准，其对体位的描述也有"标准体位"，即"坐北朝南"，以此为基准进行描述和概括。这就是"建正、立极"。太阳从人体的左侧升起，从右侧降落，所以，古人说："左右者，阴阳之道路也。"因此，人体左为阳，右为阴；男为阳，女为阴，因此说男左女右。

人身体里的内脏，根据不同的生理特点，也被划分为阴与阳的属性。心、肝、脾、肺、肾这几个内脏，由于它们的功能主要是储存精气，属于静态，而不是传导饮食水谷的动态，所以属阴；胃、小肠、大肠、胆、膀胱这几个器官，主要功能属于传导水谷代谢产物，是动态活动，而不是储存精气的静态储藏，因此属阳。

人身体中阴阳之气的关系，决定人体的健康状态。

人体的活动属阳，而物质基础属阴。因此，一切活动都必须以物质为基础；物质基础要发挥作用，必须通过功能活动才能实现。中医学说："阳在外，阴之使也；阴在内，阳之守也。"说的就是两者互相依存的关系。

如果一个人活动量太大，就会消耗过多的物质基础，造成物质基础的严重不足，就会形成疾病，中医将之叫作"阳损及阴"。如果物质基础被耗竭，人体的生命活动也就受限制，甚至会因此而死亡，中医将之叫作"阴损及阳"。

当然，一个人，只有物质基础，没有生命的活动，这些物质基础就会停滞下来，流通不畅的物质，不但无法发挥作用，而且会影响生命活动的进行，形成疾病。生命存在所依赖的物质，如果完全处于停滞状态，失去了活力，生命也就结束了。

所以，《黄帝内经》中说："阴平阳秘，精神乃治；阴阳离决，精气乃绝。"

生命不能被创造，治未病是健康管理

健康长寿是人们美好的愿望，也是人类不懈的追求，几千年以来，中医学积累了深厚的理论，探索出了丰富的经验。

养生保健是中医的一个理念，也是古人千百年来不懈的追求，有成功的经验，也有失败的教训。虽然探索的道路曲曲折折，但古人仍然逐渐寻找出来一些正确的方法和理论，这些都值得人们珍惜和借鉴。因为生命只有一次，不能被随意创造，也不能推倒重来。

生命自诞生的那一刻开始，就有了向内凝聚的力量，并利用环境发展自身。外部的力量，既有一些有利于生命存在的因素，也有很多不利的干扰。因此，化害为利，排除干扰，就成为生命成长的一门必修课。外求诸物，内求诸身，是生命自组织能力的基本要求。人为万物之灵，生命之中心性至上，灵魂驾驭和统摄着身体，修身养生靠智慧，七情也可以直接伤五脏。因此，养心在养生之中的突出作用，是不容忽视的一个环节。

不爱惜生命，不保养生命，就会受到惩罚，要么带着病痛艰难度日，要么早早退出生命舞台。尽量拉长生命的长度，拓展生命的宽度，这是智慧人生的选择。

养生保健既有技术，也有理论，可以帮助我们在一定程度上实现自己的理想。中医养生保健的方法虽然很多，但是，概括起来无非是主动的养生，还是被动的保健；是向身体之外求方法，还是向身体之内找根据。

主动的养生保健就是通过自身努力，利用各种可以得到的方法，进行主动养生保健；被动的养生保健就是依赖他人提供的方法来治疗疾病，维护健康。当然，自己主动养生，与医生帮助互动起来，也是一种很好的选择。

所谓向身体之外求，就是追求外力、外来的"灵丹妙药"，服用各种功能性食品、补品，希望通过服食某些物质，从而达到长生不老，或者健康长寿的目的。这是一个漫长的历史过程，有很多经验、教训。

所谓向身体之内求，主要是通过积极的健身活动，内养精神，外练肢体，调呼吸、节饮食、慎起居等，以达到祛病强身、延年益寿的作用。

近年来，国家推行"治未病"的中医药预防保健战略，就是号召人们利用各种切实可行的养生保健方法，在没有疾病的时候，管理健康，维护健康，不得病、少得病、晚得病；在亚健康的时候，一旦身体有了不适，还不能确定是什么疾病的时候，只要自己觉得精、气、神不足，就要积极进行调理，纠正亚健康，恢复健康状态；在患病之后，要尽早依靠中医的辨证论治，及早进行干预，加以个体化治疗，尽快告别疾病、恢复健康。

"治未病"是一个积极的卫生方针，是充分发挥中医药保健作用的措施，若能推广开来，必将有利于节约医药开支，有利于世界经济的发展和全人类的健康长寿。

第二章　医道之传

　　中医能绵延几千年，关键在于有传承。在《黄帝内经》的讨论之中，黄帝对这个问题既期待又忧虑，他说："余闻得其人不教，是谓失道，传非其人，慢泄天宝。余诚菲德，未足以受至道；然而众子哀其不终，愿夫子保于无穷，流于无极，余司其事，则而行之，奈何？"

　　古人的历史条件下，没有学历教育，师徒相遇往往是很偶然的事情，要靠缘分，也要看感情，只有像黄帝那样心里想着大众，誓愿普救含灵之苦，才是成为一个好医生的基础条件。但是每个人先后天条件不一样，道德修养、知识储备也大不相同，是否可以成为好医生也就有所差别。黄帝很谦虚，自称"菲德"，不足以做一个好医生，但是他学习医学不是为自己，而是为了天下百姓的健康长寿。

　　岐伯被黄帝不耻下问的真诚态度所打动，就和他引经据典谈论起医学的大道，他说："《上经》曰：夫道者，上知天文，下知地理，中知人事，可以长久。此之谓也。"医学研究生命的道理，生命成长于天地之间，做一个好的医生，必须要通晓天文地理，顺天时，借地利，还要会利用社会知识，才能解决好健康长寿与治疗疾病的问题，这才是医学大道可以永久传承的根本保证。

师父传道发现"衣钵传人"的徒弟很难，一心向道的青年找到心仪的师父也不容易。医圣张仲景也有同样的感慨，他说："夫天布五行，以运万类，人禀五常，以有五脏，经络府俞，阴阳会通，玄冥幽微，变化难极，自非才高识妙，岂能探其理致哉！上古有神农、黄帝、岐伯、伯高、雷公、少俞、少师、仲文，中世有长桑、扁鹊，汉有公乘阳庆及仓公，下此以往，未之闻也。"上古传承，都是传说；中世代表人物，为长桑君与扁鹊；两汉四百多年，张仲景只说"有公乘阳庆与仓公"，其他人在张仲景的心目之中，都是可以忽略不计的："下此以往，未之闻也！"

四神居首，"活人书"很烫手

中医的书籍，一般记载的都是医学道理、临床经验、用药指南之类的知识，这些知识是在很漫长的历史过程之中逐渐形成的，有些内容甚至是用生命换来的"不传之秘"，或者属于"传男不传女"的珍宝。因此，秦始皇在"焚书坑儒"的时候，对医药书籍也特别提出来不能销毁，要保护这类著作。

曹老师阅读《华佗传》的时候，发现无论是《三国志》中的记载，还是《后汉书》中的描述，都说"年且百岁"的华佗，"临死，出一卷书与狱吏，曰：'此可以活人。'吏畏法不受，佗亦不强，索火烧之"。他常为此叹息，深感遗憾。那么，这是一部什么书，为什么会触犯法律？难道私人之间传授一本医书是违法的吗？难道"年且百岁"的民间老中医，他的书不许在社会流传吗？这个问题，困扰了他很多年。

后来，曹老师研究《辅行诀脏腑用药法要》，从中得到了很多启示。它"卷首有三皇像，在三皇像四周为二十八宿和朱雀、玄武、青龙、白虎四神像"。这本据说是由陶弘景及其弟子编撰，保留了《汤液经》60首方剂的古医书，带给我们很多历史信息。其著作的基本形式，或者叫书籍体例，都是前面按照脏腑虚实归类方剂治杂病，后面用青龙、白虎、朱雀、玄武、阴旦、阳旦"六神方"治疗外感"天行热病"。

按照五行归类，人的脏腑也属于"四神像"所代表的时空，也就是春（东木肝）、夏（南火心）、秋（西金肺）、冬（北水肾）。中间的长夏（中黄脾）不主时，却主管升降。

《汤液经》中有大小阴旦、阳旦、青龙、白虎、朱雀、玄武，在形式上代表"六合正精"，说它们属于"神明之剂"也毫不夸张。

因此，陶弘景说："阳旦者，升阳之方，以黄芪为主；阴旦者，扶阴之方，柴胡为主；青龙者，宣发之方，以麻黄为主；白虎者，收重之方，以石膏为主；朱鸟者，清滋之方，以鸡子黄为主；玄武者，温渗之方，以附子为主。此六方者，为六合之正精，升降阴阳，交互金木，既济水火，乃神明之剂也。张机撰《伤寒论》，避道家之称，故其方皆非正名也，但以某药名之，以推主为识耳。"

张仲景《伤寒杂病论》中，有大小青龙汤、白虎汤、真武汤、阳旦汤，并不在一起集中论述，而是散见于六经文字之间，因此看不出它们属于"六合正精"，是一个"撕碎了的碎片、散落的零件"。

那么，张仲景为什么要改造"六合正精"？为什么他在《伤寒论·自序》之中说："撰用《素问》《九卷》《八十一难》《阴阳大论》《胎胪药录》，并平脉辨证，为《伤寒杂病论》，合十六卷"，却避而不谈对他最有借鉴意义的《汤液经》呢？他把《灵枢》这部经典著作写成《九卷》，是否因为"灵"字与道教、巫师有说不清的关系？他讽刺读书人患病之后"钦望巫祝"，是否有意与道家画符念咒划清界限？

这里边大有文章，有非常深重的历史原因，甚至可能是华佗遇害的真正因素。青龙、白虎、朱雀、玄武、天地、阴阳这"六合正精"来源古雅，东汉末年被道家巫神利用，具有招摇撞骗的嫌疑。

皇甫谧在《针灸甲乙经·序》中说："上古神农始尝草木而知百药。黄帝咨访岐伯、伯高、少俞之徒，内考五脏六腑，外综经络血气色候，参之天地，验之人物，本性命，穷神极变，而针道生焉。其论至妙，雷公受业传之于后。伊尹以亚圣之才，撰用《神农本草》，以为《汤液》。"

《汉书·艺文志》中记载的经方家著作《汤液经》是非常重要的经典著作，被历代医学家所传颂。

皇甫谧又说："仲景论广伊尹《汤液》为数十卷，用之多验。近代太医令王叔和撰次仲景遗论甚精，皆事施用。"皇甫谧距离张仲景、王叔和生活的年代很近，只有几十年，他的话应该有较大的可信度。

陶弘景说："经方有救诸劳损病方，亦有五首，然综观其要义，盖不外虚候方加减而已。录出以备修真之辅，拯人之危也。然其方意深妙，非俗浅所识。缘诸损候，藏气互乘，虚实杂错，药味寒热并行，补泻相参，先圣遗奥，出人意表。汉晋以还，诸名医辈，张机、卫汜、华元化、吴普、皇甫玄晏、支法师、葛稚川、范将军等，皆当代名贤，咸师式此《汤液经法》，愍救疾苦，造福含灵。其间增减，虽各擅其异，或致新效，似乱旧经，而其旨趣，仍方圆之于规矩也。"

《汤液经》作为经方家最具代表性的著作，在东汉到魏晋南北朝时期仍然十分流行，它的重要意义是不言而喻的。然而，后来它竟然逐渐消失了。其背后的原因是什么？

这需要结合当时的历史情况来分析，尤其是黄巾军所造成的社会大动荡。

道教的起源，与东汉明帝引进佛教有关。洛阳白马寺建成之后，佛教在中国大肆传播，其不拜君亲、通过苦行"修来世"的轮回观念，与中国古代方术之士追求长生不老、"活在当下""得道成仙"的理念格格不入。

由于知识分子不满朝政，因此黄老"避世修身"的思想在经学走向繁杂的时代，也有了重新崛起的机会。

经学原本是泛指各家学说要义的学问，但在汉代独尊儒术后，特指研究儒家经典，解释其字面意义、阐明其蕴含义理的学问。

经学是中国古代学术的主体，它产生于西汉。秦始皇采纳李斯的建议焚书坑儒，将全国图书及学术集中到咸阳城。秦亡后，项羽焚烧咸阳，致使大量先秦典籍消失于历史舞台，六经除了《易经》之外，其他几未能幸免于难。

汉初盛行黄老之学，高祖刘邦并不重视这些儒家经典，后从文景时期开始展开了大量的献书和古籍收集工作，部分年长的秦博士和其他儒生，或以口述方式默诵已遭焚毁的经典，或把秦时冒险隐藏的典籍重新拿出，使之传世。汉武帝时期的河间献王刘德，就因大量搜集整理儒家经典而著称于世。

口传的经典，因为文字、传述和解释体系的不同，产生了不同的学派，但其版本则基本相同，后来统称为"今文经"。

汉景帝末年，鲁恭王兴建王府，拆除孔子老宅，从旧宅墙中发现了一批经典；汉武帝时，河间献王刘德从民间收集了大批的古典文献，其中最重要的就是《周官》，皆收入秘府（即皇家图书馆）；汉宣帝时又有河内女子坏老屋，得几篇《尚书》。这些出土的文献都是用战国古文字书写的，与通行的五经相比，不仅篇数、字数不同，而且在内容上也有差异，此后即统称为"古文经"。

汉武帝即位后，实行了"罢黜百家，独尊儒术"，设有《诗》《书》《礼》《易》《春秋》五经博士，意味着五经超出了一般典籍的地位，成为崇高的法定经典，也成为士子必读的经典。汉代儒生们，以及博士与弟子传习经书，分成若干"师说"，也就是若干流派，到了东汉光武帝时期，确定了十四家博士，都属于今文经学，其官学地位一直保持到东汉末年。

今文经学发展后期日趋繁杂，例如"曰若稽古"四个字，对其解释的文字竟然达到十万字，又有所谓"师法"和"家法"的束缚，再与"谶纬之学"纠缠起来，成了让人望而却步的哲学，使得人们逐渐遗弃了今文经学。

古文经学在与今文经学的长期斗争中，也在逐渐地渗透，两者互相融合。

东汉初年举行的白虎观会议，就是一个官方召开的企图弥合今、古文经学异同的重要的学术会议。会议的成果由班固写成《白虎通德论》，又称《白虎通义》，简称《白虎通》，此书以今文经学为基础，初步实现了经学的统一。

东汉末年，郑玄以古文经学为基础，又吸收今文经学中的优点，其著论态度严谨，实事求是，无征不信，超过了前人。

自此以后郑学兴盛，这不仅标志着今、古文经学之争的终结，也标志着汉代经学的衰亡，之后今文经学也随之消失。

汉朝经学与王朝政治相结合，儒生通过司法实践及官学、私学教育，移风易俗，把经学思想深深植入了普通民众的思想之中。魏晋南北朝时期，经学逐渐玄学化，与汉代明显不同。

汉灵帝刘宏虽然也读经典，但是他更喜好辞赋，作有《皇羲篇》《追德赋》《令仪颂》《招商歌》等。

光和元年（178年），在张仲景28岁左右、华佗60岁左右的时候，汉灵帝设置"鸿都门学"，虽然也将孔子及其七十二弟子的画像悬挂其中，但是在这所学校里，并不研究儒家经典，其实际上是为探讨辞赋、书法这类灵帝感兴趣的学科而设。当时21岁的汉灵帝，重用出自鸿都门学的学生，让他们出任刺史、尚书、侍中，甚至还有封侯者。太学的儒生往往鄙视这些人，说他们没学问，其中还有很多人出身贫寒，因此拒绝与其为伍。

鸿都门学这样的"文学艺术大学"，彼时非常兴盛，学生多达千人，但延续时间不长。一因士族猛烈的抨击，二因黄巾起义，其随着汉王朝的衰亡而结束。但是它在破除"独尊儒术"，改变以儒家经学为唯一教育内容的旧观念，提倡对文学艺术的研究等方面是有很大贡献的。它招收平民子弟入学，打破了贵族、地主阶级对学校的垄断，使平民得到施展才能的机会，也是有进步意义的。鸿都门学的出现，不仅为后来特别是唐代的科举和设立各种专科学校开辟了道路，也成为开启建安文学的直接推动力量。

《活人书》，华佗送人不敢要

张仲景与华佗都是著名的中医学家，也都生活在东汉末年的汉灵帝、汉献帝时期，但是没有史料说他们互相认识，更没有说他们之间有过医学交流。

按照文献记载与学者的研究，华佗在公元208年之前就被处死了，他当时已属于耄耋之年。张仲景大约生在公元150年，在205年左右开始写《伤寒杂病论》。这样看来，华佗应该比张仲景年长30岁左右。

华佗在《后汉书》与《三国志》中都有传记，他熟读经典，精通内外科，有贵人举荐却不想当官，一心只想做一个民间医生，最后在耄耋之年被处死。他死的时候，想把"此可以活人"的著作送给监狱长，对方却不敢要，他无奈之下"索火烧之"。由此可见华佗的人生结局很令人惋惜，他的著作失传，之后的学术影响力远不如张仲景。

张仲景出生于一个大家族之中，他也想做一个扁鹊那样的民间医生，却在无奈之下当了官，只好在官衙的大堂上看病。他写的书，用了《汤液经》的内容却不敢说，满腹的委屈难有人理解。王叔和整理他的著作，后世医家把他尊称为"医圣"，且有人说他的方子都是经方。尽管在史书中没有他的传记，但我们通过考证，完全可以还原他的青少年时代，以及他如何写成了《伤寒杂病论》。

华佗《活人书》并非狱中临时所写

裴松之注《三国志》，引《魏书》说曹操："又好养性法，亦解方药，招引方术之士，庐江左慈、谯郡华佗、甘陵甘始、阳城郤俭无不毕至，又习啖野葛至一尺，亦得少多饮鸩酒。"华佗被曹操征召到帐下，也许他们一起谈论过道术与养生的知识，华佗"年且百岁犹有壮容，时人以为仙"的容貌，也足以引起曹操的注意。《老子》中说："美好者，不祥之器。"华佗之所以招致厄运，就是因为他太出众。

《后汉书·华佗传》中说："为人性恶，难得意，且耻以医见业，又去家思归，乃就操求还取方，因托妻疾，数期不反。"华佗到曹操那里"求还取方"，就是被曹操"借走"的方书，而不是药方。华佗送给狱卒的书，也许就是他从曹操手里要回来的这本书。

它如果不是《汤液经》，也一定是和《辅行诀脏腑用药法要》一样，在卷首绘有青龙、白虎、朱雀、玄武，以及三皇的圣像，一看就像道教的经典，或者像图谶之类的禁书。因此，狱卒畏法，不敢接受。假如华佗交给狱卒的《活人书》，没有四神图像，只有方药、案例、经验，或者像张仲景的《伤寒杂病论》那样，狱卒很可能就会千恩万谢、欢天喜地地接受了。

华佗作为一个久经世故的老中医，他绝对不可能私自传授禁书，也不可能明知法律不允许，还勉强"出书一卷"交给狱吏。狱吏不仅是政府官员，而且是看管政治犯与刑事犯的领导，他的政治敏感性也不是一般人可以比拟的。

值得一提的是，"出书一卷"与"写书一卷"不一样，华佗拿出来的书，有可能是在他游学的时候接受自前人的著作，也有可能是事前早就写好了，打算"传道、解惑、授业"的医学著作。他烧了这部"可以活人"的宝书，的确是很令人惋惜的。

华佗何罪？他只不过想当一个民间医生而已，一个"年且百岁"的老中医，而必须为当权者"专视"，不为统治者"服务"，就要被曹操当作"鼠辈"而加害，《三国志》中说华佗的缺点是"佗恃能厌事""然本作士人，以医见业，意常自悔。"《后汉书》中说他"为人性恶，难得意，且耻以医见业"。

这都是写史、修史之人想当然的欲加之罪，却不理解华佗的为人，不懂华佗的心。

华佗只不过希望做一个民间中医，尽终天年而已，这样一个简单的愿望却不能实现，这是那个时代著名中医学家的悲哀。

《汤液经》，仲景用了不敢说

汉灵帝光和七年（公元184年），黄巾起义爆发，这一年张仲景大约34岁，他不仅和大多数民众一样，一起经历了战乱岁月，甚至这场动乱改变了他的生命轨迹。

青年时期的张仲景，心目中有自己的英雄，也有自己的抱负和理想。步入中老年之后，他在《伤寒杂病论·序》中，猛烈地抨击社会上的读书人，说他们"蠢若游魂"。他在公元205年左右说："怪当今居世之士，曾不留神医药，精究方术，上以疗君亲之疾，下以救贫贱之厄，中以保身长全，以养其生。但竞逐荣势，企踵权豪，孜孜汲汲，唯名利是务，崇饰其末，忽弃其本，华其外，而悴其内。皮之不存，毛将安附焉？卒然遭邪风之气，婴非常之疾，患及祸至，而方震栗，降志屈节，钦望巫祝，告穷归天，束手受败，赍百年之寿命，持至贵之重器，委付凡医，恣其所措，咄嗟呜呼！厥身已毙，神明消灭，变为异物，幽潜重泉，徒为啼泣。痛夫！举世昏迷，莫能觉悟，不惜其命，若是轻生，彼何荣势之云哉！而进不能爱人知人，退不能爱身知己，遇灾值祸，身居厄地，蒙蒙昧昧，蠢若游魂。哀乎！趋世之士，驰竞浮华，不固根本，忘躯徇物，危若冰谷，至于是也。"

他对"当今居世之士"的激烈批评，必然是根据当时读书人的情况，以及自己的阅历、素养而提出来的，不可能是空发议论，毫无依据。

"当今居世之士"对待人生、对待医学的态度，之所以会发生如此巨大的变化，是和几十年的社会动荡有密切联系的。

张仲景时代的社会动荡，突出表现在黄巾军起义的爆发，它是由一系列社会矛盾逐渐积累而形成的。

道家追求健康长寿的"神仙思想"，可以追溯到《山海经》中，在战国时期诸子的著作里也时有探索，是流传很广的思想。秦皇汉武入海求仙，把崇尚健康长寿的活动，做到了极致，影响深远。但是西汉中期以后，方术少验，同时黄老之学在政治上日益失势，传人队伍逐渐缩减，因此黄老之学与神仙术遂逐渐结合在了一起，由宫廷走向民间，催生了道教。

在巨鹿郡张角于北方创立"太平道"的时候，张陵（公元34年？—公元156年）在四川创立了"天师道"。

张陵又称"张道陵"，自称受太上老君之命，受封为"天师"，在鹤鸣山创立"天师道"（俗称"五斗米教"），行正一明威之教。他以老子《道德经》为蓝本，著《老子想尔注》，引道入教，把方术、黄老专为君王服务的做派，改为替普通百姓"降妖除魔，治病祛灾"的法术，为后期道教的发展奠定了基础。经过长期发展，其孙张鲁在巴蜀、汉中地区建立了长达21年的政教合一的政权。

这就是张仲景著《伤寒杂病论》的时代背景。他在写这部伟大著作之前，尤其是此前20年，他还经历了什么？这需要我们深入分析。

首先，作为世家子弟，张仲景是一个读书人，经学之中的古、今经文之争，经学与文学分庭抗礼等事件的发生，必然在张仲景的学习过程之中对其产生了一定的影响，尤其是他写作《伤寒杂病论》的时候对待经典的态度，与此有密切关系。

旷日持久的"党锢"之祸，令他逐渐厌恶仕途。他虽"宿尚方术"，却不能像华佗那样醉心于做一个民间医生。张仲景最后选择做官，也许是迫不得已的"避祸""大隐隐于朝"的无奈之举。

张仲景认为学习医学是读书人应该做的事情，有文化的"居世之士"，应该"留神医药，精究方术"。他自己必然是这样做的，即使一般人"耻以医见业"，不愿做一个专业的医生，但是对于医学知识也必须熟悉。这样做的目的有三点，可以"上以疗君亲之疾，下以救贫贱之厄，中以保身长全，以养其生。"对上、对下、对自己都有极大的好处。

基于这样的认识，张仲景必然会热心于学习和研究医学。他说"余宿尚方术"，可以知道他对医学的研究，绝非一时性的心血来潮，也不是有了伤寒病的流行才开始学习医学，而是充分利用"业余"时间研究医学。

张仲景研究医学的方法有几种，一是学习榜样的作为，首先注重传承。比如，他在自序之中，开篇就说："余每览越人入虢之诊，望齐侯之色，未尝不慨然叹其才秀也。""每览"说明他不止一次地学习扁鹊的生平事迹，并且达到了"每览辄叹"的程度，可见扁鹊对张仲景影响很深。

扁鹊"名闻天下"，能够"起死回生"，也能望而知之，发现桓侯的病逐渐加深，虽然没能治好，却能全身而退，不像文挚那样被齐闵王"生烹而死"。云游天下的扁鹊，过邯郸，到洛阳，又入咸阳，"随俗为变"，精于临床各科，有大功于天下，"为医或在齐，或在赵；在赵者，名扁鹊。"被人们尊为神医。

扁鹊之所以能有这样的成就，还因为他有一个与众不同的师父长桑君。这些传闻，对于求知若渴的张仲景来说，必然有很强的吸引力。张仲景说："上古有神农、黄帝、岐伯、伯高、雷公、少俞、少师、仲文，中世有长桑、扁鹊，汉有公乘阳庆及仓公，下此以往，未之闻也。"医学中师徒传承的神奇魅力，让张仲景非常向往。只要有机会，他一定要实地考察，带着朝圣一样的感情，去看看这个令他"每览辄叹"的圣人故乡。

张仲景要北上，到燕赵大地走访的理由绝对不止这一条。

炎帝神农氏、黄帝轩辕氏、兵圣蚩尤，都觉得燕赵大地适宜发展，因此不约而同，一步一步来到河北，"居涿鹿，战阪泉，争天下，合符釜山"。

汉桓帝、汉灵帝都出生于今河北省，这样一个有"天子气"的地方，值得他去拜访。

秦始皇出生于邯郸，求仙于秦皇岛；韩信背水一战，都发生于燕赵大地，值得他前往观摩。更重要的是安国药王庙，其中供奉的神主，不是扁鹊，也不是神农，而是东汉开国的大将之一邳彤。"药到安国始生香"虽然为后话，但是安国人为什么要把邳彤奉为药王，而不是其他人？"燕赵自古多名医，名医都有大建树。"邳彤不是安国当地人，而是冀州信都人，所以，当地纪念邳彤，绝对不是因为乡土名士，也不是因为邳彤擅长医药，因为扁鹊在那个时代在医药界比邳彤出名，扁鹊的家乡任丘郑州比邳彤的家乡信都离安国更近。当然，此后的刘河间、张易水、李东垣、王好古、罗天益、窦汉卿等，似乎都比邳彤作为"药王"更合适。但是，安国人却与一般人的思维不一样，偏偏把邳彤作为"药王"，立庙祭祀，此足以说明邳彤与安国有更密切的关系，而且其在当时颇受人尊重。

邳彤，字伟君，汉信都（今衡水市冀州县）人。其自幼好学，能文善武，在耕作之余研习药理，诊治伤病。王莽时任和成郡（今晋州市）卒正。更始元年（公元23年）十月，刘秀巡视河北至下曲阳，邳彤率全城出迎，被封为和成郡太守。之后，刘秀被王朗追剿，自蓟州逃至信都，邳彤率精兵从和成郡赶赴信都接迎。是时，许多人慑于王朗兵势强大，主张护送刘秀回长安，独邳彤力排众议，指出"王朗乃乌合之众，根基不牢，只要信都、和成二郡合力抵御，王朗必败"。刘秀采纳邳彤主张，随即拜其为后大将军，招募邻近郡县人马抵御王朗。

在刘、王两军"拉锯"战中，邳彤的父亲、兄弟、妻子、儿女被王朗抓作人质，并强迫彤父手书家信劝其投降。但邳彤不为所动，涕泣复报曰："事君者不得顾家。彤亲属所以至今得安于信都者，刘公之恩也。公方力争国事，彤不得复念私恩也。"邳彤最终辅佐刘秀建立起东汉王朝，被封为"灵寿侯"。邳彤死后葬在祁州（今安国）南关。

汉明帝刘庄（公元28年—公元75年）将邳彤等28名中兴汉室功绩卓著者画像于云台，合称"云台廿八将"。在东汉时期，邳彤的事迹被广为传颂，对于张仲景也应该有相当大的影响。

安国修造的"邳王庙"历史悠久，北宋太平兴国年间（公元976年—公元984年）在祁州建立"药王庙"，清朝时体仁阁大学士刘墉又特为"药王庙"书匾。

张仲景批评当时的医生"不念思求经旨，以演其所知，各承家技，终始顺旧。"他提倡"勤求古训，博采众方"，因此，他即使不是在河北做官，也有可能到医药文化浓厚的燕赵大地来转一转。

司马迁云游四方，写成"通古今之变，成一家之言"的《史记》；班固也游历天下，留下了很有分量的《汉书》。张仲景写作《伤寒杂病论》前后，不可能只在南阳城里闭门读书，也不可能仅仅去过长沙。

无论什么原因，张仲景都有可能来到了冀州信都，传说他来到了原本名叫"路马村"的地方，恰巧村里发生了可怕的瘟疫，一个又一个村民相继离世，张仲景来到村里支起大锅煎熬中药，村民经过治疗后神奇地康复了，村子得救了。为了纪念张仲景，"路马村"村民自愿改名为"仲景村"。千百年来，家家户户皆供奉仲景牌位，逢年过节虔诚祭拜。

华佗遭遇不幸，仲景心存忌惮

张仲景写《伤寒杂病论》的时候，大约在建安十年（公元205年），此时华佗应该已经遇难了，《三国志》与《后汉书》中都说他"年且百岁"，是一位受人尊敬的老人。张仲景对华佗的事迹即使不是亲见，也应该有所耳闻。

华佗何罪？怀璧其罪！

华佗被迫害致死，这对于张仲景来说，应该是很有警示性的新闻，对他产生的影响也非同小可。

张仲景幼年时期，正是汉灵帝让蔡邕等人刊刻"熹平石经"，"鸿都门学"曾在不久前盛行的时代。他饱读诗书，却处于"卖官鬻爵""党锢之祸"不断的"举世昏迷，莫能觉悟"时期，此后不久又爆发了旷日持久的"黄巾军起义"。在镇压黄巾军的过程中，各地军阀崛起，战乱频发，疫病流行。

"天下无道，戎马生于郊。"董卓之乱前后，兼并纷争愈演愈烈，东汉王朝逐渐分裂为魏、蜀、吴三个国家。

曹操在诗歌《蒿里行》中说："关东有义士，兴兵讨群凶。初期会盟津，乃心在咸阳。军合力不齐，踌躇而雁行。势利使人争，嗣还自相戕。淮南弟称号，刻玺于北方。铠甲生虮虱，万姓以死亡。白骨露于野，千里无鸡鸣。生民百遗一，念之断人肠。"

这种乱世的出现，与张角、张陵等人借助道教，谋求"改天换地"有很大关系。

梁代的陶弘景说张仲景"避道家之称"，并没有解释其背后的原因。张仲景的时代，张陵、张鲁、张角、张宝、张胜等人先后利用道家、道教建立政权，或者发动农民起义，是引发社会动荡的一个因素。张仲景说："余宗族素多，向余二百，建安纪年以来，犹未十稔，其死亡者，三分有二，伤寒十居其七。感往昔之沦丧，伤横夭之莫救。"张仲景说的是"宗族"200多，不是200多人，死伤的人之中，有的死于病，有的则死于政治斗争。

张角等人的黄巾军起义，虽然在公元184年被镇压，但是192年曹操还收编了30万黄巾军，被人称为"青州军"，这些人有思想、有组织，不是一般参军的农民。因此，曹操对这些被招安的黄巾军，不敢重用而改为"屯田军"；公元200年官渡之战的时候，汝南郡黄巾军再次爆发起义，后又被镇压。张陵创立天师道，其孙子张鲁在汉中一带建立政权，他们一直被统治者蔑称为"米贼"，直到公元215年才被曹操招降。公元220年，曹操死的时候，被他收编多年的"青州军擅击鼓相引去"。

在这个时期，张仲景开始了《伤寒杂病论》的写作。大战之后，常有大疫，在这长达几十年的社会动荡之中，站在"潮头"的张家人大批死亡和逃亡。张仲景因其姓氏，是否受到国家讨伐黄巾军"乱贼"而采取"株连九族"式的连累？现在已经不得而知了。

陶弘景在《辅行诀脏腑用药法要》中说："外感天行，经方之治，有二旦、六神、大小等汤。昔南阳张机，依此诸方，撰为《伤寒论》一部，疗治明悉，后学咸尊奉之。"陶弘景既主张《汤液经》与《伤寒论》之间的继承关系，又强调了《汤液经》治疗天行热病方剂的重要性。

陶弘景说阳旦、阴旦、青龙、白虎、朱雀、玄武，"此六方者，为六合之正精，升降阴阳，交互金木，既济水火，乃神明之剂也。张机撰《伤寒论》，避道家之称，故其方皆非正名也，但以某药名之，以推主为识耳"。

《汤液经》的"六合正精"方剂，如同排兵布阵的战法，号称与天地阴阳、四时万物相呼应，具有"升降阴阳，交互金木，既济水火"的功效，被尊奉为"神明之剂"。道家将阴旦、阳旦换成了"中黄、太乙"，格局就不一样了。

对于"古贤"创制的这样神圣的方剂，一般人都会膜拜不已。但是，张仲景却故意"避道家之称"，打散揉碎，改名换药，经常加减，把"六合正精"当成自己的原料。

当然，张仲景"避道家之称"的原因，与道教有很多说不清的关系。

"坐堂行医"，是被逼无奈的结果

社会上思想混乱，读书的士大夫阶层觉得生命如飘荡的蓬草，不再追求健康长寿的养生保健，而是得过且过。张仲景感叹说："哀乎！趋世之士，驰竞浮华，不固根本，忘躯徇物，危若冰谷，至于是也。"

张仲景认为，社会上的医生也不思进取，"不念思求经旨，以演其所知，各承家技，终始顺旧，省疾问病，务在口给。相对斯须，便处汤药，按寸不及尺，握手不及足，人迎、跌阳，三部不参，动数发息，不满五十，短期未知决诊，九候曾无髣髴，明堂阙庭，尽不见察，所谓窥管而已。夫欲视死别生，实为难矣！"

张仲景自认为是一个"留神医药，精究方术，上以疗君亲之疾，下以救贫贱之厄，中以保身长全，以养其生"的高明医生，但是，行医治病，如同华佗那样的名医，也会招来祸端。

张仲景无论作为长沙太守，还是南阳县令，坐堂问事都是他的职业；坐堂行医，来再多的患者，也可以避免"借行医之名，行传道之实"的嫌疑。因此，曹老师大胆想象，"坐堂行医"首先是张仲景无可奈何的一种"避嫌"。这个推断，与他撰写《伤寒杂病论》的"革新"方式，有着密不可分的内在联系。

　　"尊师重道"是中华民族亘古不变的传统，在西汉儒教尊崇经典的历史背景下，"师法""家法"都很严格，很难出现"拆了"《汤液经》，改造《素问》等六经以编制《伤寒论》的事情。但是，东汉末年的"太学经师"，解释经典走向了繁琐哲学，"皓首穷经"也学不了多少真东西。

　　东汉末年，鸿都门学重视辞赋、文艺，其中的学子受到汉灵帝的重用，这一举动严重地冲击了太学的经典传承。"举秀才不知书，举孝廉父别居"，世风日下。黄巾军起义后，群雄并起，天下大乱，天师道、太平道等"大胆"编制经典，也给了张仲景突破藩篱的精神力量。于是，他对前人流传下来的医学经典，进行了颠覆性的改造。

　　在著作的编排上，《汤液经》首先用脏腑辨证论百病，用"六合正精"系列方药以治疗"外感天行"。

　　脏腑分证是中医的传统，《黄帝内经》五脏痹、五脏六腑咳，《汉书·艺文志》经方家的五脏六腑疟、五脏六腑瘅，都是这一思想的体现。《辅行诀脏腑用药法要》引用《汤液经》先列五脏辨证体系，有小补心汤、大补心汤；小泻心汤、大泻心汤。也有小补肺汤、大补肺汤；小泻肺汤、大泻肺汤。还有补肝、泻肝；补肾、泻肾；补脾、泻脾的方剂，并且都是有大有小，对仗整齐，体系完整。

　　《伤寒杂病论》的编写体例与《汤液经》不同，先列诊治伤寒（热病天行）的"六合正精"四神方，之后才是与五脏辨证有关的杂病（百病）。如果张仲景按照《汤液经》的体例写一部新书，应该叫《百病热病学》，而不是《伤寒杂病论》。

　　《金匮要略》虽然也重视脏腑，但是在形式上远没有《辅行诀脏腑用药法要》所收载的五脏补方、泻方各分大小那样规整，一般也不用脏腑命名方剂。

　　《辅行诀脏腑用药法要》《汤液经》都是先列方剂名称，次列证候，最后是方剂的药物组成与煎服法。张仲景都是病在前，脉证在中间，方药在最后，并且用"主之""宜""可用"等词语进行区别。不是"以方带证"，而是"以证选方"。

　　张仲景为了突出伤寒病的诊治，把百病统称为"杂病"，确立了伤寒病的"独尊地位"，是张仲景留给后人最重要的"家训"。此前的《素问》《灵枢》，只有用"热病"命名的章节，没有用伤寒命名的专篇，更没有专著。

　　张仲景之后，伤寒学家、伤寒著作逐渐涌现，"热病""天行"很快就成了"绝学"，没有人专门研究，也没见有人撰写专著。

　　这是中医历史上诊治模式的重大转化。此后，明清温病学家的崛起，也是"模式转化"的结果。

　　张仲景对于《素问·热论》的传经理论，以及《汤液经》的"六合正精"的方剂体系，从临床实际出发，进行了大胆的改造和创新。

◆尊古不泥经，仲景修改传经理论

　　《素问·热论》对于"伤于寒"的热病，按照一日传一经的模式来分类临床证候，发病日期具有"决定作用"，一日太阳，二日阳明，三日少阳，四日太阴，五日少阴，六日厥阴。日期与证候的对应关系，非常严格，固定不变，并且提出"其未满三日者，可汗而已；其满三日者，可泄而已。"

验之临床，"日传一经"，并与"三日前后分汗泄"联系在一起叙述，其缺陷十分突出。是遵从经典，将错就错，还是大胆改革？若要改革，又如何改革？

张仲景吸收《素问·热论》学说之精华，按六经分篇述其证治，同时又不拘泥于"日传一经"，处处以证候为据，体现了辨证论治的治疗思想。如"伤寒二三日，阳明少阳证不见者，为不传也""伤寒三日，三阳为尽，三阴当受邪，其人反能食而不呕，此为三阴不受邪也。"

《伤寒论》之中，论述伤寒的病程，经常见到"二三日""四五日""五六日""十余日"等不确定的日期描述，这种或然之词，完全基于临床实际情况，也是对于"日传一经"的明确否定。

当然，张仲景治疗伤寒病的丰富方法，也绝对不是汗法、泻法可以概括的。

张仲景变革"六合正精"，提倡"随证治之"。

按照衣之镖先生的研究，阴旦汤、阳旦汤有共同的药物组成，即都有芍药、甘草、生姜、大枣四味药，可以叫"混元汤"；加桂枝为小阳旦，加黄芩则成小阴旦，再加人参，就成为"大方"。这是一个规律性很强的原则。

张仲景在《伤寒论》之中，并没有完全遵循这些原则，而是"另起炉灶"，根据病情提倡"观其脉症，随证治之"。

以热病天行为例，仲景不仅注重外感病的发热，而且对发热的不同程度及伴随症状，都进行了细致的鉴别，给予不同的治疗方法，即辨证论治。比如发热的同时伴有恶寒，属于表证发热，无论病程是几天，都需要发汗解表治疗。再进一步划分，在发热、恶寒同时存在的时候，如果没有汗出，或有脉浮紧和呼吸喘促，可以使用麻黄汤；如果发热恶寒，伴有汗出，或有鼻鸣、干呕，则应当使用桂枝汤；如果是素有咳喘，又新有外感表证，则须选用桂枝汤加厚朴、杏仁；如果外感表证，发热、恶寒的同时，有饮邪停聚心下，则需要用小青龙汤进行治疗；如果发热、恶寒的同时，兼有内热、口渴、烦躁、身痛，则需要用大青龙汤治疗。

临床上常常有误治之后，表证未去又添新的损伤，如伤阴后伤阳、身痛、心悸、欲作奔豚等症，应当分别采用桂枝加葛根汤、桂枝加附子汤、桂枝加芍药生姜各一两人参三两新加汤、桂枝加蜀漆龙骨牡蛎救逆汤、桂枝加桂汤等进行治疗。仲景还有桂枝加芍药汤、桂枝加大黄汤、桂枝麻黄各半汤、桂枝二麻黄一汤、麻黄杏仁甘草石膏汤、麻黄附子细辛汤、麻黄附子甘草汤、葛根汤、葛根芩连汤等与表证有关的方剂。

这样一来，《伤寒论》中的传经理论既摆脱了《素问·热论》"日传一经"的束缚，也不受《汤液经》的"六合正精"限制，而是根据"辨证论治"的实际需要，创制出一系列的"经方"，每一个"经方"都是不同病机的概括，而不是膜拜"神明之剂"，不敢越雷池一步。

《伤寒论》对下法的使用，也很细致：用大承气汤、小承气汤、调胃承气汤治疗热结于里；用桃核承气汤、抵当汤、抵当丸治疗血热互结；用十枣汤、大陷胸汤、大陷胸丸、小陷胸汤治疗水热互结，或是痰饮与热互结，等等。

仲景治疗伤寒的法则、方药，细密如此！绝非汗、泻二法，或汗、吐、下三法的几个药方所能简单概括。

仲景六经辨证的内容，博大精深、丰富多彩。难怪王叔和在《脉经·序》中说："仲景明审，亦候形证，一毫有疑，则考校以求验。故伤寒有承气之戒，呕哕发下焦之问。而遗文远旨，代寡能用，旧经秘述，奥而不售。遂令末学，昧于原本，斥滋偏见，各逞己能，至微疴成膏肓之变，滞固绝振起之望。良有以也。"

王叔和作为整理《伤寒杂病论》的第一人，他在《脉经》之中把张仲景著作的精华吸收进来，并且按照"可""不可"汗、吐、下等治法进行分类，并不能完全揭秘张仲景六经辨证的突出贡献。

唐代医学大家孙思邈说："伤寒热病，自古有之，名贤睿哲，多所防御，至于仲景，特有神功。寻思旨趣，莫测其致，所以医人未能钻仰。"

王叔和、孙思邈所说的"伤寒热病"，强调了伤寒学家对于热病学术的继承，却没有揭示从热病到伤寒的"诊治模式转化"，更难以预见日后的温病学创新。

仲景六经辨证的学术特点，是在宋代之后才被认识的。由于缺乏《辅行诀脏腑用药法要》这样的学术著作来提供线索，所以，在长达两千年的历史长河，人们对于张仲景的贡献，知之不多，研究不够。

张仲景由于身份"特殊"，他在利用《汤液经》的时候，尽量避开青龙、白虎、朱雀、玄武四神兽，在《伤寒杂病论》之中，把它们"打散揉碎""再利用"，避免其与黄巾军及其他道教首领产生关联，在书中的序言里只字不提《汤液经》，与这一段特殊的历史时期有着密切的关系。

总而言之，透过时代风潮的冲击，不难看出张仲景被迫"坐堂行医"的幕后原因。

金元争鸣，外感、内伤互相借鉴

　　《四库全书·总目提要》中说："儒之门户分于宋，医之门户分于金元。"将金元医学不同学派的争鸣概括为门户之争，其实，河间学派与易水学派不是同时并起而互相争鸣，他们有先鸣后争的时间区别，也有外感与内伤的不同内容。河间学派重视寒凉，主要是因为伤寒学派辛温解表难用；易水学派反对寒凉，是因为很多人误把内伤作外感，简单借用汗、吐、下三法来治疗杂病。

刘完素说寒凉，"畏惧"辛温解表

张仲景《伤寒杂病论》成书之后，受到后世的尊崇，唐代著名医学家孙思邈在《备急千金要方》和《千金翼方》里，就对其进行了研究与阐发。宋代以后学习和应用张仲景《伤寒杂病论》的医学家更多，逐渐形成了一个学派。

但是，张仲景受时代的限制，不可能"穷尽"中医对传染病的治疗方法，尤其是当时只有辛温解表，还没有辛凉解表，是其一大局限。其实，在东晋葛洪的《肘后方》里就提到过，"伤寒病"是一个总称，许多人分不清它包括的众多疾病和证候，无法辨证论治。因此，就提出来用大葱、豆豉一起煎汤发汗，治疗一切需要发汗的外感病。并且说如果只用这个简单的方法而不能汗出，还可以逐渐加药，如加上柴胡，或者再加上麻黄，一般就可以发出汗来，就能退热。这个方法，至今还被临床医生采纳。

到了宋代，著名的伤寒学家韩祗和首先反对张仲景的麻黄汤、桂枝汤为代表的辛温发汗方法，在他的《伤寒微旨论》中，另外创立了几个偏于辛凉的发汗解表药方。他的学术主张，被此后的一些学者采纳，影响很深远。比如，庞安常《伤寒总病论》和朱肱《南阳活人书》中都说，使用张仲景的麻黄汤、桂枝汤，如果是在春夏季节，或者是在南方使用，应该在其中加上凉药一起用，就不会出现不良反应。这实际上是把辛温解表改造为辛凉解表，只不过没有在理论上阐述清楚罢了。

金代，在今河北河间，出了一个著名的医学家刘完素（公元1120—公元1200年），其提倡用寒凉的方法治疗伤寒热病。他说，伤寒只是病因，发病之后，从头到尾都是热病，所以，不能使用热药发汗，而只能使用凉药治疗。他自创凉膈散、双解散等方药，既能发汗解表，又能兼清在里之郁热，所以临床疗效很好，又避免了张仲景辛温发汗的不少弊病。一时之间，学习他做法的人很多，就形成了流派，叫作"寒凉派"，也叫"河间学派"，影响很深远。

刘完素《伤寒直格》云："《经》言：寒伤形，寒伤皮毛，寒伤血，寒伤荣。然寒主闭藏而腠理闭密，阳气拂郁不能通畅，怫然内作，故身热燥而无汗。故《经》曰：人之伤于寒也，则为病热。又曰：夫热病，皆伤寒之类也。《内经》既直言热病者，言一身为病之热气也；以至仲景直言伤寒者，言外伤之寒邪也。以分风、寒、暑、湿之所伤，主疗不同，故只言伤寒，而不通言热病也。其寒邪为害至大，故一切内外所伤，俱为受寒之病热者，通谓之伤寒也。一名大病者，皆以为害之大也[①]。"刘氏所论伤寒，包括一切外感热病，故其立法处方与著书命名，也均以"伤寒"统称，而不细分诸温热之异名。

《伤寒直格》又云："又春曰温病、夏曰热病、秋曰湿病、冬曰伤寒，伤寒者是随四时天气春温、夏热、秋湿、冬寒

---

① 刘完素著.伤寒直格.北京：人民卫生出版社，1986.

为名，以明四时病之微甚及主疗消息，稍有不等，大而言之则一也，非为外伤及内病有此异耳。"正因为诸外感热病证候上的大同小异，方可用大致相同的方法通治。

由于刘完素认为感受四时诸邪所生成的热病皆统属于伤寒，其治疗方法大同小异，故其在著作中皆以伤寒称之，并不细分诸温病之名称不同。他还在《伤寒直格·伤寒标本心法类萃》中提出："亦有一时冒寒而便为热病者，或感四时不正乖戾之气，或随气运兴衰变动，或内外诸邪所伤，或因他病变成，或因他人传染，皆能成之。但以分门随证治之耳。《经》言此六经传受，乃外伤于寒而为热病之大略、主疗之要法也。"刘氏所云伤寒"或内外诸邪所伤，或因他病变成"的说法，皆此前所未闻，似乎已经包括了虚人外感的思想。而以六经辨治百病，则为今人所共知。

刘完素主张"伤寒即是热病"，治法多施辛凉。刘完素《伤寒直格》云："寒主闭藏而腠理闭密，阳气拂郁不能通畅，怫然内作，故身热燥而无汗""非谓伏其寒气而反变寒为热也。"这与韩祗和"郁阳为患"说是一致的。但刘氏进一步指出："六经传受，自浅至深，皆是热证，非有阴寒之病。"自成一家之说。他认为仲景所言之伤寒与《黄帝内经》之热病，是一病二名。遵《黄帝内经》，伤寒即热病；从仲景，热病即伤寒。刘氏云："其伤寒汗病本末身凉不渴，小便不黄，脉不数者，未之有也。"认为仲景四逆汤为救误治伤阳而设，所以三阴证中有用诸承气汤下热之说。刘氏阐发三阴病也是热证，实前所未闻。

刘氏在治疗伤寒病时，虽未废仲景麻桂之方，但已明示辛凉清解更切于临床应用。此外，他还吸取了庞安常、朱肱在麻桂方中加寒凉药物，变辛温为辛凉的治法，在"伤寒表证当用麻黄汤发汗"条下，进一步指出："不若通用天水散，或双解散之类甚佳，无使药不中病而加害也。白虎合凉膈散乃调理伤寒之上药，伤风甚妙。"刘氏又云："凡伤寒疫疠之病，何以别之？盖脉不浮者传染也。设若以热药解表，不唯不解，其病又甚而危殆矣。"他自制清解之方，忌辛温发汗，倡辛凉清解，对后世有较深的影响。

对两感伤寒和伤寒热极将死，阴气衰残的病证，刘氏提出："宜凉膈散或黄连解毒汤养阴退阳，蓄热渐以宣散，则心胸复暖，脉渐以生。"《伤寒论》中以"护阴慎汗，急下存阴"为保存阴液的法则，尚未明言养阴，刘氏"养阴退阳"法的提出，对后世温病学应用养阴清热诸法，当有所启发。

赵嗣真《活人释疑》中提出：伤寒病伏邪化热，"即变之后，不得复言其为寒也"。用药治疗，也因为"寒、温、热三者之殊，则用药冷热之品味判然矣"。赵氏此论，与刘完素主寒凉有异曲同工之妙。

河南张子和非常推崇刘完素，把刘完素的学说发挥到了极致，形成了"攻下派"。张子和《儒门事亲》云："解利伤寒、湿温、热病，治法有二：天下少事之时，人多静逸，乐而不劳，诸静属阴，虽用温剂解表发汗，亦可获愈。及天下多故之时，荧惑失常，师旅数兴，饥馑相继，赋役既多，火化大扰属阳，内火又侵，医者不达时变，犹用辛温，兹不近于人情也。止可用刘河间辛凉之剂，三日以里之证，十痊八九。予用此药四十余年，解利伤寒、温热、中暑、伏热，莫知其数，非为炫也，将以证后人之误用药者也。"张氏这段论述认为"乱世"当用辛凉，与韩祇和所论治世当用寒凉之剂，似乎两相悖谬，但他们都强调了自己所处的时代用药当远辛温而用辛凉。张子和还第一次明确指出，寒凉清解之药亦可致汗解表。他说："世俗只知唯温热者可为汗药，岂知寒凉亦能汗也。"寒凉能清解郁热，使阴阳和利，故能汗出而愈。

可以说，外感热病经过宋代的蓬勃发展，到金代刘完素、张子和之时，不仅有了辛凉解表方药，而且已经在理论上形成了辛凉解表法。这对明清温病学辛凉透解治法的提出，具有启发意义。

张子和在《儒门事亲》中说："百病皆邪。"他认为，所有的疾病，都是由邪气引起来的，在上的邪气可以用发汗的方法治疗；在胸部、胃脘的邪气，可以使用让病人呕吐的"吐法"祛除；在下部的病证、在肠道的病证，就应该使用"下法"治疗。当然，刘完素寒凉治伤寒、张子和攻下治百病，他们自己运用得很熟练，见效快，疗效也很好，很受学者欢迎。但是，如果不善于掌握适应证，或者"扩大化应用"，就可能损伤人体正气，造成不良后果。

有这样一个故事，很能说明刘完素学说的不足：

《金史·张元素传》中说，今河北省易县有一个医学家张元素，比河间刘完素稍微年少一些，理论修养和治病经验都很突出。他主张古代与当代的自然环境"运气"不同，治疗方法也不能完全一样，所以不能照搬前人经验，而必须革新进步。尽管他们学术观点大不一样，但由于他和刘河间行医地域相距不远，自然就有了学术交流的机会。

话说，刘完素由于上了年纪，体质逐渐下降，一不注意就感受了风寒，有一天发起烧来，头痛、怕冷、恶寒，还时常呕吐，不能进食。他按照自己的思路开方服药，但是，一连几天就是不见疗效。他心中很烦恼，也很纳闷：怎么不见效呢？难道我年老体衰，抗病能力下降，经不起伤寒病的打击，将不久于人世了？

刘完素的病情很快就传了出去。"医不自治啊！"有的人发出感叹。"也许，他老人家气数已尽了吧？"各种猜测，不胫而走。

张元素听说了这些议论，一开始他还不在意。心想，刘先生医道高明，不几日就会好的吧。没想到逐渐传出来消息，说刘完素病情非但不见好转，且有逐渐加重的趋势，他就做了一个决定，以"不速之客"的身份前去探望。

张元素来到刘完素的住处，说明来意。刘完素的门人、亲属高声迎候："元素先生驾到！有失远迎，感谢张先生前来探望！"也早就有人进屋，把张元素到来的消息告诉了刘完素。

刘完素过去没有把张元素放在眼里，觉得他只是一个后生，在医道方面远没有自己造诣高深。因此，对张元素的到来，他的第一反应就是：他可能看我的笑话来了吧？想到这里，本来还坐着的刘完素，一下子就躺下了，身子往里一翻，再不动了。

张元素进来之后，在刘完素的背后嘘寒问暖，而刘完素不理不睬。良久，张元素见刘完素背对着自己，知道自己"不请自到"，或许已经严重地伤害了刘老先生的自尊心。但是，既然自己已经来了，就不能退缩。

张元素说："刘先生医道高明，是我的前辈。从前我读先生的著作，很受教益，在临床运用，常获捷效。但是，恕晚生直言，您的学术主张，有的地方不很全面，尤其是初学医者，用之容易出偏差，达不到应该有的疗效。"

"学问千古事"，说到学术主张，刘完素躺不住了。他要为捍卫自己的学术主张而"斗争"，一翻身就坐了起来。

"没想到张先生对于我的拙作看得这样仔细，还请你多加批评、指教才好。"刘完素完全恢复了对待客人的态度。

"晚生岂敢谈指教！不过是个人观点而已。"张元素客气地回应着。

"先生、晚生并不重要，关键是我的学术主张如果有误，那将是老朽难以瞑目的事情啊！"刘完素诚恳地说。

张元素看到刘先生的转变，反而不忙着说学问了，话锋一转，就说到了治病。

"各种医学理论都是为了指导临床治病，一个好的主张，应该靠好的临床疗效来验证。如果主张虽然有理，但在运用的时候不切实际，或者有所偏颇，就应该加以修正、补充。比如，就说您眼下这个病吧，前面的治疗就未必恰当。"

张元素不慌不忙的言语，就像一记重锤，震撼了刘完素的心灵。"哦，那，那你就说说，错在哪里。"刘完素从来没有这样被人说过，他以前走到哪里都是一片赞美之声。

"《素问·热论》认为，三日之前用汗法，三日之后用泻法，把得病的日期看得很重，不符合临床实际。因此，张仲景强调辨证论治，只要有在表的证候存在，即使十日以上，仍然可以使用汗法治疗。这是很有见地的学术主张，可惜的是当时人们没有辛凉解表的理论法则与具体方药。故而用辛温解表，虽然可以获得疗效，但是，不容易掌握，张仲景本人就给麻黄汤、桂枝汤的使用定下了许多规矩，以防止出现偏差，说明在他的手里辛温解表也不太好用。而且，有的伤寒病发展很快，开方剂的时候是需要发汗解表的证候，过了不久疾病传变，很快就成了只发热而不恶寒的里证，应该使用白虎汤清热了，还继续吃原先开出来的麻黄汤发汗，就会出现药不对证的情况，也就会出现不良反应。"

张元素一口气说了从《黄帝内经》到张仲景《伤寒论》的学术特色，他深入浅出的阐述，让刘完素刮目相看：这个后生不一般！

"您主张用寒凉药治伤寒，表里双解，这的确弥补了张仲景辛温解表的一些缺陷，有很高的学术成就。但是，临床病证是很复杂的，有一些病人平素体质阳气不足，寒邪不能很快入里化热，一直是一个需要辛温解表的证候，这时就应该大胆使用辛温解表，一汗而解，才能退热。如果表寒的征象很重，或者天气过于寒冷，使用了您的凉膈散、双解散，就会出现发汗无力，阳气受挫的情况，疾病就会迁延不愈，多日发热不退。"

张元素的话非常入理，刘完素听来不住点头。

"看来，您的分析很对。我年事已高，体质大不如从前，再加上今年以来气候过于寒凉，表闭不开，即使有小汗出，也不能完全解除表证。我原先的处方，还真需要修改一下，再加一些辛温的药物进去，疗效定会好一些。"刘完素心悦诚服地说。

"您在当初，一起手开方就使用大黄，它性味苦寒，气凉，直走太阴肠胃，不利于太阳表气宣发。您年事已高，阳气已经不比当初，再加上苦寒药物伤阳气，所以，就不能汗出而表解，故发热日久不退。按您现在的脉证，虽然已经患病八天，但仍然属于表证。如您所说，加入温药，撤去苦寒药物，一定会有所改观的。"

张元素肯定了刘完素的正确转变，刘完素因此而获痊愈，两个人的友谊不断加深，成为一段美谈，被历史学家记载于《金史·张元素传》中。

李东垣谈脾胃，创论内伤虚损

金元医学之中的易水学派，开山祖师张元素对外感伤寒也很有研究，他的儿子张璧传其学。

张元素还对内科杂病进行了研究，借鉴张仲景《金匮要略》、宋代名医钱乙《小儿药证直诀》的学术经验，阐发脏腑辨证，创立性味归经理论，对后代产生了深远影响。

有感于杂病辨治体系的薄弱，以及借用治疗外感的方法辨治杂病易成误治，张元素提倡脏腑经络辨证以论治各种杂病，对脏腑经络、标本、寒热、虚实病证各示以相应药物，并创立引经报使学说，使治疗措施更具有针对性，注重药物的升降浮沉属性以调整脏腑气机的升降出入。李东垣详辨外感与内伤，提出不可以外感法治内伤不足之证。在杂病证治中，尤其注重脾胃在人体生理病理方面的重要作用，提出"内伤脾胃，百病由生"的学术思想，治疗上善于升阳益气。王好古、罗天益俱能禀承师说，各有创见。后世内伤杂病学说日臻成熟，薛己从脾、肾入手，调治各种内伤虚证，颇得后世称赞，赵献可独倡命门水火之说，张介宾善于培肾固本，使易水学派所创内伤杂病学说更加丰富，对后世产生了巨大影响。杂病辨治体系至此已颇具规模。

张元素倡导脏腑辨证，善调气机升降。以六经辨证和汗、吐、下等方法辨治四时伤寒热病，在金元之前甚为盛行，已成为不可质疑的规范。但杂病辨证，尤其内伤杂病辨治体系尚未形成，外感与杂病在证候与病机方面交叉，如虚人外感和外感致虚等，种种使外感与内伤错杂存在的情况，造成杂病辨治借用外感方法的现象十分普遍。自河间寒凉祛邪学说流行之后，滥用寒凉攻邪伤人正气的弊害也很多见。张元素有感于此，提出："运气不齐，古今异轨，古方今病不相能也。"积极探索杂病辨治理论与方药。

脏腑经络辨证的具体内容已散见于《素问》《灵枢》及历代医籍之中，《中藏经》《千金方》《小儿药证直诀》等虽有所论述，但均未放在重要位置。张元素《医学启源》开篇即将先贤有关脏腑经络病证的论述及主治备要列于卷首，将脏腑经络病候与治疗方法统一起来，使脏腑辨证见雏形。张氏还在《脏腑标本寒热虚实用药式》中，以脏腑为本、经络为标，各分其寒热虚实，用"泻子""补母"等治法归类药物，第一次使脏腑经络辨证成为可以直接指导临床治疗的系统理法方药，为杂病辨治体系的形成奠定了基础。他在论"制方（剂）法"时指出："识病之标本脏腑、寒热虚实、微甚缓急，而用其药之气味，随其证而制方也。"独具创见。

《素问》《灵枢》论饮食水谷之五味与脏腑的关系而不具方药，《神农本草经》论药物性味、主治而不与脏腑经络相联系，张元素在他所倡导的脏腑辨证理论指导下，将二者有机地结合起来，创立了归经和引经报使学说，使脏腑辨证在处方用药时更具有针对性。张元素认为，不仅人体的脏腑功能具有升降出入的气机运动，药物在体内代谢中也有升降浮沉的作用趋向，并且同一植物的不同药用部分及不同加工炮制方法，均可改变或影响其原有的升降浮沉与归经属性。一个方剂的主导治疗作用可受归经属性强的药物影响，改变其原有归经倾向，即所谓引经药的作用。应用引经药可因势利导，调整因病而失常的脏腑气机，使之恢复正常的功能状态，使脏腑经络辨证体系更加完善，对后世影响极为深远。李时珍谓其"《灵》《素》以下，一人而矣"，充分肯定了张氏的突出贡献。

张元素对脾胃在人体中的主要作用也有深刻的认识，《医学启源》云："胃者，人之根本，胃气壮则五脏六腑皆壮。"此说既强调人体正气在发病方面的重要作用，也为李东垣"脾胃内伤，百病由生"学术思想的形成奠定了基础，他所创制的枳术丸虽从仲景《金匮要略》枳术汤化裁而来，但其主旨却明显不同，仲景枳术汤中枳实之用量倍于白术，意在以攻为主；张元素枳术丸中白术倍于枳实，"本意不取其食速化，但令人胃气强不复伤也"，并用荷叶升胃中清气，烧饭为丸，"与白术协力，滋养谷气而补，令胃厚，再不至内伤，其利广矣，大矣！"李东垣对此至为推崇，在《内外伤辨惑论》中演为数方，治食积伤胃，虚中杂实之证，极尽变化。罗天益及后世医家也以之作为一种法则加以继承。《张氏医通》认为枳术汤与枳术丸"二方各有深意，不可移易"，是为真知。

张元素对肾与命门的重视，对后世医家也有深远的影响。他说："肾者，精气之舍，性命之根……肾气绝，则不尽天命而死也""肾本无实，不可泻""命门为相火之原，天地之始，藏精，生血，降则为漏，升则为铅，主三焦元气"。张元素认为肾是性命的根本，命门是相火、三焦元气的根本，"天地之始"，即阴阳之根，与明代赵献可论肾与命门是人身之太极的学说与此有着学术上的继承关系。

李东垣详辨内伤、外感，治多升阳益气，元代元好问认为"大概（李东垣）其学于伤寒、痈疽、眼目病为尤长[①]"。元好问与李东垣为友，他说李东垣善于伤寒证治应较为可信。李东垣《伤寒会要》成书于1238年，但原著已佚，其内容只有靠元好问所撰序言推测大概。元好问《伤寒会要·序》云："李东垣于伤寒则著《会要》三十余万言。其说曰：'伤寒家，有经禁、时禁、病禁，此三禁者，学医者人知之，然亦所以用之为何如耳。'《会要》推明仲景、朱奉仪、张元素以来备矣。见证得药，见药得证，以类相从，指掌皆在仓猝之际，虽使粗工用之，荡然如载司南以适四方，而无问津之惑，其用心博矣。"

李东垣所谓"经禁"即六经的辨证法则。宋代研究伤寒的著作，多先列仲景六经主症主方，其余发黄、发热、头痛、胸痛、结胸、蓄水、蓄血等证候，也多以类相从，方证同条。李东垣研究仲景《伤寒论》，参照朱肱、张元素等名家经验，丰富其方药证治，参以己见，便于后学施用。可惜原著已佚，无从得见。张元素对仲景学说深有研究，其自制九味羌活汤及辛凉解表方法已述于前。

---

① 丹波元胤.中国医籍考.2版.北京：人民卫生出版社，1983.

张元素之子张璧所作《伤寒气机保命集》二卷，其中应当可以反映出易水学派医家的观点。清初汪琥《张仲景伤寒论辨证广注》称张璧著作："凡仲景六经篇证，皆参以己意，阐扬发明，而继以痉湿暍、霍乱等证。其下卷，则论瘥后劳复、水渴、阴阳厥、发黄、结胸等证，其后则续以妇人伤寒、胎产杂证，又小儿伤寒、中风、斑疮等证。是皆发仲景未发之义，而深探伤寒之奥旨者也"。

张璧传张元素伤寒之学，王好古著《此事难知》《阴证略例》则继承了李东垣伤寒辨治经验。明代王执中著《东垣先生伤寒正脉》十二卷，其序例曰："《伤寒正脉》，乃《素问》、仲景、东垣、节庵及彭用尧诸家之书，而独称曰《东垣先生伤寒正脉》者何也，岐黄、仲景之书，非先生发之，则莫为于前。继往开来，功实大倍千古，故以先生名之。"由此可见，易水学派各大名家虽以内伤杂病著称于后世，但其于伤寒等四时外感热病学术也有精深造诣。只是伤寒学派代有人杰，而内伤杂病少有卓识，易水学派以内伤杂病辨治学说独秀医林，其伤寒学术反经久而失传，此与仲景《金匮要略》长期无人问津略同。后世有"外感宗河间，杂病用东垣"之说，不无道理。

自刘河间、张元素学说行世之后，其借外感方法辨治杂病，用之得法则"其效如神"，寒凉攻伐不当则伤人正气，流弊十分普遍，李东垣有鉴于此，"撰《内外伤辨惑论》一篇，以正世人用药之误"。16年后，又进行整理、补充，著成《内外伤辨惑论》三卷刊行。后又著《脾胃论》阐发其内伤病机学说，从外感论及杂病，因其书成于元好问《伤寒会要·序》之后，故元好问不以擅长内伤杂病记述李东垣的医学成就。李东垣却因不足万言的《内外伤辨惑论》和《脾胃论》，成为内伤杂病大家而名重后世；其所著三十万言的《伤寒会要》，竟成绝学。

李东垣《内外伤辨惑论》云："概其外伤风寒六淫客邪，皆有余之病，当泻不当补；饮食失节、中气不足之病，当补不当泻。举世医者，皆以饮食失节、劳役所伤、中气不足当补之证，认作外感风寒、有余客邪之病，重泻其表，使荣卫之气外绝，其死只在旬日之间。所谓差之毫厘，谬以千里，可不详辨乎？"书中对外感实证、虚人外感及内伤杂证，从阴阳、寒热、虚实入手，详述其脉证治法的区别，主张不可混言混治。李杲所谓外伤指"风寒六淫客邪"，风寒本已在六淫之内，此处着重点出，在于"风为百病之长""夫六气之胜，皆能为病，唯寒毒最重，阴主杀故也"。其所谓内伤，主要指"饮食失节，中气不足"，对其他虚损则少有论述，这是因为李东垣认为"《黄帝内经》悉言人以胃气为本"。

李东垣认为人体正气虽然有种种不同名称与功能，但都依赖胃中水谷之气的充养，胃气充实则五脏六腑皆壮，人即不病，反之则百病由生，故独重脾胃之气。他说："夫元气、谷气、荣气、清气、卫气、生发诸阳上升之气，此六者，皆饮食入胃，谷气上行，胃气之异名，其实一也。既脾胃有伤，则中气不足，中气不足则六腑阳气皆绝于外。故《经》言五脏之气已绝于外者，是六腑之元气病也。气伤脏乃病，脏病则形乃应，是五脏六腑真气皆不足也。"李氏认为元气、荣卫之气等都是胃中水谷精气在不同部位的分布，故都是"胃气之异名，其实一也"。脾胃气虚可以引起一系列虚损不足的病证，也可因元气、荣卫之气等卫外正气的不足而成为虚人外感。纯虚无邪的内伤和以虚为主所导致的外感，其治疗都应以扶助脾胃正气为主。

补中益气汤虽然为内伤不足，中气虚弱而设，然而内伤之人，最易感受外邪。《内外伤辨惑论》云："脾胃一虚，肺气先绝""其心肺无有禀受，皮肤间无阳，失其荣卫之外护。"这种内伤之人，一旦有非时之气，或劳累汗出当风，便极易患外感之病。所以补中益气汤中"须用黄芪最多，人参、甘草次之。脾胃一虚，肺气先绝，故用黄芪以益皮毛而闭腠理，不令自汗，损其元气"。再加白术、当归益其气血，"必加升麻、柴胡以引之，引黄芪、人参、甘草甘温之气味上升，能补卫气之散解，而实其表也"。可见此方虽名为"补中益气汤"，其补益卫表正气之药占有很大比重，《丹溪心法》玉屏风散用白术二两，黄芪、防风各一两，立意也为"补中益气"。补中益气汤虽无防风疏表散邪，但有柴胡、升麻之辛凉解表药物，也具益气解表之功。仲景桂枝汤中用芍药、大枣、甘草，治伤寒中风表虚自汗者，又能用于荣卫不合常自汗出之内伤杂证；桂枝汤加饴糖、倍芍药变成小建中汤，成为治疗虚损的基础方剂，可知中气与表阳卫气有着密切的关系。补中益气汤能治疗内伤虚损，也可用于虚人外感。李东垣以补中益气汤为基础方，加减变化可以用治多种病证。李东垣为补中益气汤所立的

"四时用药加减法"，其中既有外感，也有杂病，但用之最适宜的病证皆为虚人。此与刘河间、张子和借用外感寒凉祛邪法治疗杂病的实热证，所治多愈的道理十分相似。

外感热病与内伤杂病之间有着如此错综复杂的关系，李东垣虽辨之于前，其词不达意，言犹未尽者，尚须后人深入探索。但自李东垣倡导"内伤脾胃，百病由生"学术思想之后，内伤在杂病辨治中的重要性，引起了人们的普遍关注，后世杂病辨治体系和内伤学说的发展，无不与易水学派医家开创性的研究有关，其发凡起例之功不可不表。

王好古创"内已伏阴"之说，独重阴证。伤寒有无阴证，仲景三阴病篇所述病证的实质是什么，这是历代学者争论的一个课题。如前所述，"伤寒"是四时外感热病的总称，是一类病而不是一个病，六经辨证要包容所有外感热病的证候，并能反映其演变过程，是一个十分复杂的问题。仲景《伤寒论》吸收了《素问》《难经》中有关学术理论，并结合自己丰富的临证经验，使六经辨证克服了《素问·热论》"日传一经"、有实热无虚寒、三日前后分汗下等的缺点，使六经辨治的内容更加丰富，基本上满足了指导临床诊治的需要。

宋金之前的伤寒学著作对仲景三阳经实证、热证的论述、阐发较多，对三阴经证治研究较少。王好古有感于阳证伤寒易辨易治，阴证伤寒难辨难治的情况，吸收仲景、韩祗和、张元素、朱肱、许叔微等前贤有关学术经验，结合自己的临证体会，深入探讨，著成第一部专论阴证伤寒的著作——《阴证略例》。

阴证伤寒首创于仲景，故研究阴证伤寒必本于仲景。王好古云："故论伤寒，当以仲景脉法为准。伤寒之必本仲景，犹兵家之必本孙吴也。舍是而之他者，是犹舍规矩而求方圆，舍律吕而正五音，可乎？"他在书中对仲景之阴证，备陈前人学说，广列治法。

王好古对人何以患阴证伤寒提出自己的观点，其于《阴证略例》中云："霜露雾露、久雨清湿之气、山岚障气等，皆谓之清邪也。有单衣而感于外者，有空腹而感于内者，有单衣、空腹而内外俱感者，所禀轻重不一，在人本气虚实之所得耳！岂特内寒饮冷、误服凉药，而独得阴证哉？重而不可治者，以其虚人内已伏阴，外又感寒，内外俱病，所以不可治也。"这里王氏指出了阴证伤寒的病因，其证候的轻重"在人本气虚实之所得耳"。本气实者可不患病；因单衣、劳汗当风，卫表失固，邪气因虚而入者，其证较轻；正气本虚又空腹饮冷，外冒阴寒邪气，邪气入里，直中三阴而为阴证；正气严重虚损的人，易招致外感，证候危重甚至"不可治"，原因在于"内已伏阴"。

"内已伏阴"之说，强调了正气在发病及预后中的重要作用。故临证之际，对虚人外感必须预先顾护，防其证候恶化，变为不救。叶天士论外感邪气深传入里，证候则较危重，即《外感温热论》所云："若其人肾水素亏，虽未及肾，先自彷徨矣……当先安未受邪之地。"叶氏注重阴虚外感，王好古强调"内已伏阴"，证虽不同，其因虚人立论却有异曲同工之妙。

罗天益宗守师说善治内伤杂病：自刘河间的寒凉、张元素的攻邪学说行世之后，不乏因其学说用药而失误伤正者，而且庸医执其一偏，谓无病之人当于春季以寒凉泻下之药去其"伏火"，或于壮盛之人服用泻下之剂以防热病、中风，流弊十分严重。罗天益为李东垣亲传弟子，禀承师说，反对滥用攻法，他在《卫生宝鉴》中提出"脾胃一衰，何病不起"的著名论断。

《卫生宝鉴》论春服宣泻之弊，指出无病之人，服药追求长生，往往适得其反，反而伤人正气，误人性命；把"泻火伤胃""下多亡阴""汗多亡阳"等内容，概括为"药物永鉴"并置之卷首，以警当世。其余部分如名方类集、药类法象、医验纪述，也多阐发易水学派杂病诊治经验，尤其是内伤杂病的学术见解，所述治验，多为补偏救误的验案，足资后世医家借鉴。

罗天益把李东垣反对春服宣泻药的有关论述整理成篇，名为"春服宣药辨"，其中云："世传宣药，以牵牛、大黄之类。或丸或散，自立春后，无病之人服之，辄下数行。云：凡人于冬三月，厚衣、暖食，又近于火，致积热于内，春初若不宣泄，必生热疾。又云：解三焦积热，去五脏余毒。殆无此理！方冬严气凝寒，厚衣、暖食、近火，所以敌天气之寒也。冬裘夏葛，冬饮汤而夏饮水，皆自然之道，何积热于内而生疾乎……今反以此北方寒水所化，气味俱厚苦寒之剂投之，是行肃杀之令于奉生之月。当升反降，伐脾胃而走津液，使营运之气减削，其不能输精皮毛经络，必矣。奉长之气从何而生？脏腑何所以禀受？脾胃一衰，何病不起？此诛罚无过，是谓大惑。无病生之，有病甚之。所谓春服宣药者，自轩岐而下，历代明医俱无是说。呜呼！此理明白非难知也，世多雷同，莫革其弊，深可痛哉！"罗天益所言，吸收《素问》《灵枢》养生之道，阐发内伤学说，发展了东垣"以胃气为本"的学术思想。

刘完素主寒凉、张元素主攻邪，用来治实热有余之病，而庸医粗工竟以之滥用伤正，并美其名为养生防病。这既失刘、张本意，又与医理相悖，罗氏虽力陈其谬，但至朱丹溪时此弊还盛行不衰。由此可见，医者立论一偏，谬误流传，其害甚大，不可不慎。

朱丹溪《格致余论·春宣论》也指出妄用泻法的弊病："医者遂用牵牛、巴豆、大黄、枳壳、防风辈为丸，名之曰春宣丸。于二月、三月服之，得下利而止。于初泻之时，脏腑得通，时暂轻快。殊不知气升在上，则在下之阴甚弱，而用利药戕贼其阴，其害何可胜言！况仲景用承气汤等下药，必有大满、大实坚，有燥屎，转矢气，下逼迫而无表证者，方行此法。可下之证未悉具，犹须迟以待之。泻利之药，其可轻试乎？[1]"朱丹溪曾亲见其伯父屡经春宣丸泻下，导致"无病而死"。惨痛的教训，促使他撰写了"春宣论"与"张子和攻击注论"，以救世弊。

罗天益在"古方名实辨"中，对仲景诸方本意进行分

---

① 朱震亨著. 格致余论. 南京：江苏科学技术出版社，1985.

析，指出其辨证施治的关键所在。对河间双解散、三一承气汤等提出不同看法，他说："近世用双解散，治风寒暑湿、饥饱劳役，殆无此理。且如风邪伤卫，必自汗而恶风；寒邪伤荣，必无汗而恶寒。又云伤寒、伤风，其证不同。中暑自汗，必身热而气虚；中湿自汗，必体痛而沉重。且四时之气，更伤五脏。一往一来，未有齐至者也。饥则损气，饱则伤胃；劳则气耗，逸则气滞。其证不同，治法亦异。盖劳者益之，损者补之，逸者行之，内伤者消导之。今内外八邪，一方治之，有此理乎？"罗氏对河间伤寒是四时一切外感热病总称的学术主张虽嫌认识不足，但指出其内伤、外感不分，混同立论，一概治之的缺点，确为一语中的，正着其弊。

在"承气汤辨"中，罗氏也本于仲景立方之旨，认为三承气汤各有适应证，不可混用或换用，但"后之学者，以此三药合而为一，且云通治三药之证，及无问伤寒、杂病，内外一切所伤，一概治之。若依此说，与仲景之方甚相违背，又失轩岐缓急之旨，红紫乱朱，迷惑众听，一唱百和，使病者暗受其弊。将何诉哉！有公心审是非者，于《黄帝内经》、仲景方内求责，使药证相对，以圣贤之心为心，则方之真伪自可得而知矣。"罗氏论述之言辞虽嫌过激，但并非门户偏见，实临证所见误治者甚众，而有感于心，揭之以救世弊。

罗氏宗承师说，将张元素、李东垣的学术经验与自己的临证实际相结合，从而验证和发展了易水学派在杂病与内伤方面的创见。其"养正积自除"的验案就是继承了张元素的学术经验。他说："先师（李杲）尝曰：洁古老人有云：养正积自除，犹之满坐皆君子，纵有一小人，自无容地而出。今令真气实，胃气强，积自消矣。洁古之言，岂欺我哉！"罗氏虽为张元素的再传弟子，但他对张元素的学术思想深为折服，悉心钻研，加以继承、发扬。罗氏体会说："知其要者，一言而终；不知其要，流弊无穷。洁古之学，可谓知其要者矣。"经过李东垣、王好古、罗天益、张璧等人的阐述与发展，"洁古（易水）之学"更加完备，学术特点更加鲜明、突出，在中国医学史上有重要的历史地位，影响巨大而深远。

朱丹溪从内伤立论，阐发阴虚病机：以往学者曾认为朱丹溪倡导"阳常有余，阴常不足"，属于火热病机，多将其划归河间一派。但河间论火从运气等外邪立论，朱丹溪所论、所治多属内伤不足之证。即使其所创越鞠丸治诸般郁证，也着眼于气、血、痰、火、湿、食，多为内生之邪郁阻气机，此与河间主火显然不同。

分君、相之火，始自运气学说，但在历代医家的论述中，说法并不一致。张元素在《脏腑标本寒热虚实用药式》中提出："命门为相火之原，天地之始，藏精、生血。"并没有论及相火有何具体功用或危害。李东垣认为相火代心主令，失其位则为元气之贼，有生理、病理之分。《内外伤辨惑论》云："心不主令，相火代之。相火，下焦胞络之火，元气之贼也。火与元气不两立，一胜则一负。"

朱丹溪对相火的重要性有更深的认识，他在《格致余论》中说："天主生物，故恒于动，人有此生，亦恒于动。其所以恒于动，皆相火之为也……天非此火不能生物，人非此火不能有生。"他对李东垣所说相火为元气之贼的原因进行了分析。他说:"相火易起,五性厥阳之火相扇,则妄动矣。火起于妄,变化莫测,无时不有,煎熬真阴,阴虚则病,阴绝则死。"

李东垣将相火妄动的原因归为脾胃虚损,相火与虚损共同构成人体疾病的重要原因。因其始于脾胃虚损,所以治疗以升阳益胃为主。朱丹溪认为色欲房劳等是相火妄动的原因,而人体阴气"难成而易亏",所以相火妄动的后果是阴虚,治疗当以滋阴降火为主。二者观点虽有分歧,但从内伤虚损立论则一,这与刘河间所主张的火热病机是完全不同的,这主要是两者立论的角度不一样。《素问》云:"病起于过用。"生理功能过亢、过激都是致病的原因,相火虽是生气之少火,过用则伤阴耗液而变成食人正气的壮火。因此,生理与病理之相火,并没有一个截然划分的界线,"亢则害",不可不慎。

《太平惠民和剂局方》虽多香燥之剂,但如辨证施治,有是证,用是药,并不为过。然而世医在杂病辨治体系没有形成,或学之不真的情况下,滥用《太平惠民和剂局方》耗伤阴液当不在少数,丹溪驳之甚是。临床应在辨证施治之下,选用方药,才能取得理想的效果。执方疗病,失于辨证,则易滥用,导致不良后果。

朱丹溪对张子和攻击祛邪方法的弊端与偏颇,有深刻的认识,《格致余论》云:"愚阅张子和书,惟务攻击。其意以为正气不能自病,因为邪所客,所以为病也,邪去正气自安。因病有在上、在中、在下、深浅之不同,立为汗、吐、下三法以攻之。初看其书，将谓医之法尽于是矣。后因思《内经》有谓之虚者，精气虚也；谓之实者，邪气实也。夫邪所客，必因正气之虚，然后邪得而客之。苟正气实，邪无自入之理。由是于子和之法，不能不致疑于其间。又思《内经》有言：阴平阳秘，精神乃治；阴阳离决，精气乃绝。又思仲景有言：病当汗解，诊其尺脉涩，当与黄芪建中汤补之，然后汗之。"因此，朱丹溪对张子和的学说产生了深刻的怀疑："何其书之所言，与《内经》、仲景之意，若是之不同也？"

朱震亨带着对张子和攻邪已病学说的疑惑，四处寻求名医，以求解惑。"遂游江湖，但闻某处有某治医，便往拜而问之。连经数郡，无一人焉。"后几经周折，终于得到名医罗太无的指点，其细心揣摩刘完素、张元素、李东垣等人的医学思想，"因大悟攻击之法，必其人充实，禀质本壮，乃可行也。否则邪去而正气伤，小病必重，重病必死。"内伤虚损之人，理应按照李东垣的学说去做，"遂取东垣方藁，手自抄录。乃悟治病人，当如汉高祖踪秦暴，周武王踪商之后，自非发财散粟，与三章之法，其受伤之气，倦怠之人，何由而平复也？！于是定为阴易乏，阳易亢，攻击宜详审，正气须保护，以《局方》为戒哉！"

朱丹溪主张的"病邪虽实，胃气伤者，勿使攻击论"，可以说是学习李东垣脾胃学说的心得之论。他说："大凡攻击之药，有病则病受之。病邪轻而药力重，则胃气受伤。夫胃气者，清纯冲和之气也。惟与谷、肉、菜、果相宜。盖药石皆是偏盛之气，虽参、芪辈为性亦偏，况攻击之药乎？"

　　李东垣开创的内伤虚损病机，在明代经过薛立斋、赵献可、张景岳、李中梓的阐发，由重视脾胃进而发展到重视肾、命门，提出"肾为先天之本，脾胃为后天之本"的学说，内伤杂病的病机理论更加完备。

明清温病，集成创新，不断发展

伤寒学术在宋金元时期得到迅速发展，伤寒与温病的论争甚至引发了金元医学争鸣，极大地丰富了中医的理论学说。然而，寒温论争发展到元末明初之时，王安道《医经溯洄集》"仲景立法考"中不仅错误地提出"法也，方也，仲景只为即病之伤寒设，不兼为不即病之温暑设"，将寒温论争的辨证施治之争引向寒温病名之争。而且王安道还引发了《伤寒论》的错简与遵经之争。

王安道提出这些学说的深层原因，都源于"麻黄桂枝汤难用"，为以辛凉清解为特点的温病学派的诞生奠定了基础。陶华在继承前人治疗温病经验的基础上，大力提倡辛凉解表，推动了温病学说的进步。

吴又可著成《瘟疫论》，使人们对温热病危害的认识更加成熟。而方有执、喻嘉言全力鼓吹仲景《伤寒论》为断简残篇，力主王叔和整理《伤寒论》是篡乱仲景伤寒学说，兜售私货，乃仲景之罪臣。透过错简与遵经的论争，不难看出其深层的原因仍然是"辛温解表难用论"在起作用。

不用仲景定义，广义温病等同广义伤寒

吴鞠通在《温病条辨》中指出，"晋唐以来诸名家"，对于"温病一证，诸贤悉未能透过此关，多所弥缝补救，皆未得其本真，心虽疑虑，未敢直断明确，其故皆由不能脱却《伤寒论》蓝本，其心以为推戴仲景，不知反晦仲景之法。至王安道始能脱却伤寒，辨证温病。惜其论之未详，立法未备"。温病之证，宋元之前皆统于伤寒之中，属于广义伤寒的一种特殊病证，历代医家都未能将温病独立出来，形成与伤寒不相上下的另一证治体系，只有王安道将仲景学说进行了重新评价，认定仲景《伤寒论》的"立法"本意，就是专为冬季狭义伤寒"立法"，其他三季的外感热病都不是《伤寒论》"管辖的范围"，必须另起炉灶，重新打造一个温病证治体系。

王安道《医经溯洄集》的"仲景立法考"云："读仲景之书，当求其所以立法之意，苟得其所以立法之意，则知其书足以为万世法，而后人莫能加，莫能外矣。苟不得其所以立法之意，则疑信相杂，未免通此而碍彼也。呜呼！自仲景以来，发明其书者，不可以数计，然其所以立法之意，竟未闻有表彰而示人者，岂求之而不得之欤？将相循习而不求欤？抑有之而余未之见欤？①"

王安道推求仲景立法本意，本无可厚非，甚至应该加以赞扬，但他推求的结果却将《伤寒论》引向了一个十分尴尬的境地："夫伤于寒，有即病者焉，有不即病者焉。即病者，发于所感之时；不即病者，过时而发于春夏也。即病谓之伤寒，不即病谓之温与暑""呜呼！法也，方也，仲景专为即病之伤寒设，不兼为不即病之温暑设也。"王安道的这一"论断"，使学仲景伤寒者，只有在冬季有可用之法，其他三季的温热病都不必用《伤寒论》方。即使是应用了《伤寒论》的方药取得了较好的效果，王安道也认为这只是出于偶然，是不可取的。故此他说："今人虽以治伤寒法治温、暑，亦不过借用耳，非仲景立法之本意也""凡用药治病，既效之后，须要明其当然与偶然，能明其当然与偶然，则精微之地，安有不至者乎？惟其视偶然为当然，所以循非踵弊，莫之能悟，而病者不幸矣。"

对于韩祗和、庞安常、朱肱、刘河间等医学家，在仲景麻黄汤、桂枝汤中加入寒凉药治疗春夏季节温热病的做法，王安道也大为不满，他说："韩祗和虽觉桂枝汤之难用，但谓今昔之世不同，然未悟仲景书，本为即病之伤寒设也。且其著《微旨》一书，又纯以温暑作伤寒立论，而即病之伤寒，反不言及，此已是舍本徇末，全不窥仲景藩篱""至于刘守真出，亦以温暑做伤寒立论，而遗即病之伤寒，其所处辛凉解散之剂，固为昧者有中风、伤寒错治之失而立，盖亦不无桂枝、麻黄难

① 王履著.医经溯洄集.南京：江苏科学技术出版社，1985.

用之惑也。既惑于此，则无由悟夫仲景立桂枝、麻黄汤之有所主（表证），用桂枝、麻黄汤之有其时（在冬季）矣。故其《原病式》有曰：'夏热用麻黄、桂枝之类热药发表，须加寒药，不然，则热甚发黄，或斑出矣。'此说出于庞安常，而朱奉议亦从而和之。殊不知仲景立麻黄汤、桂枝汤，本不欲用于夏热之时也。苟悟夫桂枝、麻黄汤本非治温、暑之剂，则群疑冰泮矣。"夫欲加寒药于麻黄、桂枝汤之中，此乃不悟其所以然，故如此耳。若仲景为温、暑立方，必不如此，必别有法，但惜其遗佚不传，致使后人有多歧之患。"

仲景伤寒的立法本意，果真像王安道所说的只为冬季的狭义伤寒立法吗？事实并非如此。

首先，《素问》的"今夫热病者，皆伤寒之类也"与《难经》中的"伤寒有五"，早已为广义伤寒学说奠定了基础。曹老师认为，《伤寒例》中虽杂有后人字句，但原作实出于仲景。仲景在《伤寒例》中，继承了《素问·热论》和《难经》的广义伤寒学说，阐明多种外感热病"皆伤寒之类也"，故在《伤寒论》六经病篇不再揭诸伤寒、温病、热病之名，而是据其不同证候表现，按六经辨证而施治。因为有《伤寒例》关于十多种温热病皆属伤寒之论，则不难断定仲景之书是为广义伤寒设法，而不是为狭义伤寒立论。仲景《伤寒论·序》云："余宗族素多，向余二百，建安纪年以来，犹未十稔，其死亡者，三分有二，伤寒十居其七。"这么高的发病率和致死率，理应是广义伤寒，而不是仅发于冬季的狭义伤寒或感冒。

仲景《伤寒论》六经病篇，唯以辨证论治为本，多不细分属何种外感温热病之证。论病之处往往冠以太阳、阳明、少阴等词（约有200条），而较少提伤寒、中风、温病等名。其中云"伤寒"之处最多，但也未必是指狭义伤寒。如果将《伤寒论》之证候与现今温病学之证候相比较，不难看出二者在述证方面的共同点很多，如温病学所说的发热恶寒、壮热烦渴、躁扰不宁、神昏谵语、咳喘呕吐、下利黄疸、惊厥抽搐、斑疹吐衄等，皆不出仲景书之外，也充分说明仲景《伤寒论》是为广义伤寒而立法。

如前所述，仲景《伤寒论》既然为广义伤寒立法，那么，《伤寒论》中的方药是否可以治疗各个季节的温热病呢？曹老师认为，既然《伤寒论》的伤寒、中风表证可以被广义温病所包容，那么仲景必以麻黄汤、桂枝汤治疗有恶寒表证之"温病"；《伤寒论》既已为麻黄汤、桂枝汤严立忌宜，可知仲景必定不会用麻桂方治其所云"发热而渴不恶寒"之温病。那么，麻桂辛温发汗之剂，果真能够用来治疗现代温病吗？他认为是应该十分慎重的，在有些情况下是可以应用的，尤其是在汉代以前没有辛凉解表治法和方药的情况下。不承认这一点，我们就抹杀了前人取得的成就，也从根本上动摇了仲景《伤寒论》的价值。

首先，仲景《伤寒论》并未云麻桂方是辛温之剂，也未见仲景明言"当辛温发汗""当散寒邪"的论述。仲景对太阳表证，但云"当发汗""当解表"，凡温针、火劫取汗，皆视为误治。再看《伤寒论》对麻桂方的具体运用，也相当谨慎而法度森严。除阴虚血伤、酒客和阳虚证忌汗外，仲景还嘱人用药要小剂量多次服用；并且要"温覆，啜热稀粥以助药力"，而不肯多用热药。所谓"取微似汗出""若一服汗出病瘥，停后服，不必尽剂"等，明确示人慎汗取效，不可孟浪从事的重要性。可见掌握麻桂之适度发汗不太容易，稍有不慎便为误治，或酿致"坏病"，此与"伤寒中风，有柴胡证，但见一证便是，不必悉具"的清解之剂小柴胡汤的轻松用药法度，恰成明显对照。

临床用麻桂辛温解表为何不可滥投？盖伤寒为致病之因，发热是基本病变；恶寒为表象，发热是实质。辛温之"温"，有碍热病之"热"。

麻黄汤、桂枝汤既然不容易施用，仲景为何不予舍弃？第一，汗法是治疗外感表证的基本方法，而麻黄汤、桂枝汤可发汗解表。《素问》云："体若燔炭，汗出而散。"叶天士也云："在卫汗之可也。"当时对辛凉也能发汗解表还缺乏实践认识，故用辛温取汗。第二，麻桂辛温发汗虽用之不易掌握，但在严格掌握适应证、药量和煎服法的情况下，仍然可用之取得较好的疗效，而不致变成坏病。第三，《素问》云："发表不远热"，这个理论即来源于对实践经验的概括。在武威①和居延出土的汉简中②，存有两个较完整的治疗伤寒的方剂，均用乌喙、附子、细辛、桂、术等辛热、温燥之品。另据陶弘景《辅行诀脏腑用药法要》所引伊尹《汤液经》的内容来看，其

----

① 武威汉代医简整理小组.武威汉代医简.北京：文物出版社，1975.

② 罗福颐.祖国最古的医方.文物，1956.

中就应用麻黄汤和桂枝汤治疗天行热病。总之，用热药治伤寒，或以辛温发汗，是当时风尚，由来已久。第四，外感热病表证阶段不可过用寒凉，否则寒凉使表闭不解，病亦不去。叶天士《温热论》云："在卫汗之可也，到气才可清气。"章虚谷注云："邪在卫分，汗之宜辛平表散，不可用凉。清气热不可寒滞，反使邪不外达而内闭，则病重矣。"吴鞠通《温病条辨》用桂枝汤治有恶寒之温病，虽遭后世之讥，然其立论亦必有所据。

叶桂（1667—1746年），字天士，号香岩，江苏吴县人。叶天士世医出身，三十岁时就闻名大江南北，长于治疗温热病，首倡卫气营血辨证，代表著作为《温热论》（又名《外感温热篇》）、《三时伏气外感篇》《临证指南医案》。这些著作，大多是他晚年讲述的医学理论与经验，而后由其弟子整理而成。

奠定卫气营血辨证基础的《温热论》，相传是叶天士游洞庭山时，由随行于舟中的门人顾景文记录而成的。其后分别由华岫云、唐大烈将这一文稿传出于世，分别见于《临证指南医案》（1766年）和《吴医汇讲》（1792年）。《温热论》记录了叶氏对温热病论述的精华部分，重点分析温邪的传变规律、温热病的病理和治法，创立卫气营血的辨证体系，介绍温热病察舌、验齿和观察斑疹的诊法等内容，其中的一些学术见解直到现在仍为临床医家所重视。

叶天士在《温热论》中将卫气营血辨证概括为："大凡看法，卫之后方言气，营之后方言血。在卫汗之可也，到气才可清气，入营犹可透热转气，如犀角、玄参、羚羊角等物；入血就恐耗血动血，直须凉血散血，如生地、丹皮、阿胶、赤芍等物。否则前后不循缓急之法，虑其动手便错，反致慌张矣。"可见，卫气营血辨证是一种描述温热病由浅入深，由轻而重的辨证规律。

薛雪（1681—1770年），清代著名医家。字生白，号一瓢，江苏苏州人。因母多病而究心医学，博览群书，而后精于医术，比叶天士小十余岁，却与叶天士齐名，二人常常互相抨击，叶天士将自己的书屋命名为"踏雪斋"，薛生白就将自己的居室起名为"扫叶山庄"。薛氏长于辨治温热病，但他与华佗一样不屑以医名世（见袁枚《与薛寿鱼书》），故少著书。一般认为《湿热条辨》一书为薛氏之作，也有医家（如王孟英）认为尚难确定。该书对湿热之辨证论治有进一步发挥，丰富并充实了温热学的内容。此书专论湿热病证，共35条，每条均有薛氏自注。这种"自为经传"的写作手法，被吴鞠通《温病条辨》所继承。薛生白《湿热条辨》重点辨析湿热受病的原理、临床表现及治疗，指出湿热邪气多在阳明、太阴两经表里相传。其立论和治法为后世所宗。清代医家章虚谷曾为之作注，王孟英将其辑入《温热经纬》卷四之中，并取名为《湿热病篇》。

吴瑭（1758—1836年），字鞠通，江苏淮阴人。也是温病学派主要代表人物之一。其受吴又可、叶天士著述的影响和启发，重视温病证治，对之深入研究，学习前人的长处，结合自身实践经验和体会，于1798年撰成《温病条辨》一书，提出温热病三焦辨证的理论，认为外感热病"始上焦，终下焦"；

阐述清热养阴等治疗方法，并拟订了许多治疗温病的方剂，多有较好的治疗效果，为后世医家所喜用。其书以三焦为纲，以各种温病证候为目，逐条加以论述，自为经传，颇切实用，使温病学说更趋于系统和完整，对温病学的发展有很大贡献和影响。

王士雄（1808—1866年），字孟英，浙江钱塘人，曾迁居杭州、上海。对温病的证治和理论有独到见解，为我国近代较有影响的温病学家之一，对霍乱的辨证论治积累了丰富的经验。著有《温热经纬》《霍乱论》等。

清代温病学家在前人有关认识的基础上，对仲景关于温病的定义进行了很大程度的修改，只在"伏气温病"项下，保留了仲景关于温病的思想。

首先，关于温病的名称，清代温病学家认为除了冬季的伤寒之外，四时皆有热病，它们总称"温病"而不是总称"伤寒"或"广义伤寒"。其中最具代表性的观点是吴鞠通的《温病条辨》，其"上焦篇"云："温病者，有风温，有温热，有温疫，有温毒，有暑温，有湿温，有秋燥，有冬温，有温疟。"吴鞠通所说的这九种温病，几乎囊括了仲景时代的所有外感热病。所不同的是，仲景《伤寒例》用广义伤寒来概括这九种温热病，而吴鞠通则用广义温病来概括。叶天士在《温热论》和《三时伏气外感篇》中，将春温、风温、暑温、湿温、秋燥等四时温热病都归入广义温病之中，这在很大程度上反映了叶天士的广义温病思想。

吴鞠通云："此九条（温病），见于王叔和《伤寒例》中居多，叔和又牵引《难经》之文以神其说。按时推病，实有是证，叔和治病时，亦实遇是证。但叔和不能别立治法，而叙于《伤寒例》中，实属蒙混，以《伤寒论》为外感之妙法，遂将一切外感悉收入《伤寒例》中，而悉以治伤寒之法治之。"

吴鞠通认为仲景时代也有他说的几种温病，区别只是他用温病的治疗方法进行治疗，而仲景、叔和却是用伤寒的方法进行治疗。他的这一观点，与叶天士《温热论》所说如出一辙。

叶天士《温热论》云："（温病）辨卫气营血虽与伤寒同，若论治法则与伤寒大异也。"其实，事实上仲景伤寒与后世温病的区别，并不是像叶天士所说的那样水火不容。叶天士的卫气营血辨证，与仲景伤寒的六经辨证大致相似，都是表述外感热病由表入里、自轻而重的发展规律。所不同的是它们的治疗方法，尤其是表证的治疗方法表现为辛温与辛凉。当然，这种区别的形成，经历了历代医家一千多年的不懈探索。

吴鞠通提出温病的三焦辨证方法，认为温病之邪由上而下，从肺心所居的上焦，逐渐发展到脾胃所居的中焦，最后深入到肝肾所在的下焦。他说："凡病温者，始于上焦，在手太阴。"他的这一论点，曾受到王孟英、叶霖等温病学家的激烈批评。

王孟英云："嘻！岂其（吴鞠通）未读《内经》耶？伏气为病，自内而发，惟冬春风温、夏暍、秋燥，皆始于上焦。若此等界限不清，而强欲划界以限病，未免动手即错矣。夫温热犯三焦者，非谓病必上焦始，而渐及于中下也。伏气自内而发，则病起于下者有之；胃为藏垢纳污之所，湿温疫毒，病起于中者有之；暑邪挟湿者，亦犯中焦；又暑属火，而心为火脏，同气相求，邪极易犯，虽始上焦，亦不能必其在手太阴一经也。"

叶霖（叶子雨）也云："此节言凡病温者，始于上焦，在手太阴，赅第一节之九种温病，皆当从手太阴治。真属医道罪人。姑不论温疫、温毒、温疟、湿温等证，伏气各有不同，即春日温热，冬至之后之阳热伏藏少阴，岂手太阴上焦表药可治？所以必主以葱豉汤者，豆豉能起发肾气，俾少阴伏邪从皮毛汗解，由肾达肺，非翘、薄、芥、桔清肃上焦所能解。然而豆豉虽能起发肾中伏邪，非假葱之力升提、童子小便之咸降，上下分消，不中为功。鞠通不能明伏气为何气，加豆豉于银翘散中，其实无用。近世不明制方之义，用葱豉汤而不用童便，云畏其补阴，更有用豉而去葱，谓是上焦表剂者，此等不识医理，妄自立方之庸工，皆鞠通有以教之也。"

由上述两位医家的论述可见，外感热病种类繁多，其发病之时或由外发，或由内起；或起于中焦，或出于下焦。若想用六经辨证或三焦辨证限定它们的发病过程，或者限定它们的传变途径，都是很难的，临床上也未必是如此变化的。目前为止，我们能够预测的外感病的发展趋势，大多数都遵循从表入里、由轻而重，或自上而下的趋势，这只是一个很粗略的规律，任何企图强化或神化这种变化规律的做法，都不可避免地存在着不够全面的缺陷。

河舟码头学说，寒温统一重视病证结合

任何一门学问都离不开实用的目的，我们探索寒温统一的必要性和可能性，都是因为中医临床需要，而且这是很紧迫的任务，是临床现实逼迫出来的一个课题。

中医面对各种发热性疾病，无论是大面积疫情，还是散发的以发热为突出症状的病例，都面临着一个抉择：这是伤寒，还是热病，或者这就是瘟疫？应该用哪种理论做指导？

按照中医院校教材的划分，伤寒、温病是不同的学科，一般人认为它们病因、病机、病证、治法、方药等都不一样，属于不同的学科，是不同的疾病。但是，我们回顾历代医家的认识，以及临床中医的实际应用情况，发现并不是这样的冰火两重天。

当然，不是说非典属于温病、瘟疫，伤寒学家不得过问，也不能参与诊疗。即使参与诊疗的中医是伤寒、温病都学习过的中医师，也有困惑："非典"这个病，如果属于瘟疫、温病，那么后期病人退热之后，没见到热入营血的斑疹，也没有肝风内动、邪陷心包，而是汗出、气短、乏力、呼吸困难，一派阳气虚衰的征象。在这种情况下，能使用温阳益气、急救回阳的方药吗？温病后期有这样的用药法则吗？创立卫气营血辨证的叶天士就明确告诫大家："热减身寒者，不可就云虚寒而投补剂，恐炉烟虽熄，灰中有火也。"

温病学的卫气营血辨证、三焦辨证在体系里就没有为阳气衰竭的虚寒证候留下存在的空间，认为那是伤寒学家需要研究的问题。

如果说，"非典"属于伤寒，那么它初期必须使用辛温解表吗？是非大剂辛温不足以开其闭，非温热之药不足以散其寒吗？张仲景是这样嘱咐人们的吗？另外，《伤寒论》是为广义伤寒而作，还是只论述狭义伤寒？如果只论述冬季的狭义伤寒，春夏秋冬这么多温热病它都不能指导治疗，它的指导意义何在？其学术地位有那么高吗？如果《伤寒论》论述的是广义伤寒，那么辛温解表的麻黄汤、桂枝汤能治疗温热病吗？显然，不进行理论廓清，就难以在临床上放手治疗，也不便于提高疗效。

另外，即使中医治疗"非典"等传染性疾病效果很好，但是如何向世界的西医们介绍中医的诊治经验？有统一的指导思想吗？

面对着许多的矛盾与困惑，我们很有必要理清伤寒与温病的关系，建立统一的诊治理论。我们希望这个新的体系，能够包容历代伤寒与温病的学术经验，并能为未来的学术发展预留足够的发展空间。

比如，现在诊治外感热病常用的鱼腥草注射液、清开灵注射液、参麦注射液等，它们是中医的成果，还是西医的成果？如果是中医的成果，它们与伤寒、温病是什么关系？如何融入中医传统的诊治体系中？

对此，我们提出"寒温统一辨证，分级诊疗"的目标，解决问题的路径是，把外感热病（简称"热病"）作为统领伤寒、瘟疫、温病的一级名称；伤寒、瘟疫、温病是二级名称；将太阳病、阳明病、少阳病、太阴病、少阴病、厥阴病，卫分病、气分病、营分病、血分病，上焦温病、中焦温病、下焦温病等作为三级名称；将桂枝汤证、麻黄汤证、柴胡汤证、白虎汤证、承气汤证、清营汤证、犀角地黄汤证、安宫牛黄汤证、达原饮证等作为第四级名称。建立病证结合的分级诊疗体系，把中医历史上已有的病证、方药吸纳进来，并为未来发展、创新的病证方药预留空间，做成一个"开放的体系""不断发展的体系"。

为了表述这个病证、方药结合的体系，可借用河流、船舶、码头的关系进行通俗的表述："病像河流，证如舟，系列方药似码头。"也就是说，病是一个过程，可以划分不同阶段，大阶段之下还可以细分为更小的阶段；证候不断变化，向表、向里、向虚实寒热变化不停，就像在河流之中游荡、旋转、疾驰的小船；而方药都是相对固定的，就如同两岸分布的大小不等的码头，有的容易靠岸，有的充满风险。张仲景在沿岸设置了113个码头，吴又可、叶天士、吴鞠通等人也设立了一些码头，我们现代人也可以加设一些新的码头。

这样一来，让在河流里游荡的船只就近靠岸，既不至于长期漂泊不定，也不至于触礁沉没，这就是医学、医生的责任所在。

为了将这个梦想顺利变成现实，为了求得广大中医同道的认同，我们必须由源及流，捋清历史的脉络，论述这样做的充分根据，以及实现这一构想的可能性与必要性。

所有的热病尽管都发热，有的患者或者脏腑得热病的时候，先发热而后才有其他证候；有的则是先有其他证候，然后才发热，心的热病甚至"数日乃热"。因此，诊断热病，不能把发热作为不可或缺的证候或者主证。

张仲景吸收古人这一经验，在《伤寒论》中说："太阳病（即发病第一天），或已发热，或未发热，必恶寒、体痛、呕逆，脉阴阳俱紧者，名曰伤寒。"又说："病有发热恶寒者，发于阳也；无热恶寒者，发于阴也。"也指出有的伤寒病初期并不发热，主要表现为恶寒。

《素问·评热病论》不仅引用了古代《素问·热论》的"汗出而脉尚躁盛者死"的论断，而且还引用了古代《素问·刺法论》中关于风水的学说，提出了"邪之所凑，其气必虚"的论点。也就是说，即使是外感热病，外来的邪气也必须在人体正气亏虚的时候，才能致使人体发病。治疗结果的好与坏，更离不开人体正气的存亡。正气由何构成，值得我们进一步思考。紧紧依靠正气，这既是中医的出发点，也是中医的落脚点。

《素问》《灵枢》在疾病的命名上，不够重视作为病因的伤寒之邪，因此有"热论""平热论""刺热论""热病篇"，却没有一篇是以伤寒命名的专篇。

这说明其虽然认识到了外感热病的病因"皆伤寒之类也"，却没有在病名上进行强化，也就是说，没有上升为"一级"病名，在认识寒邪的高度上，与后世是有明显不同的。另外，《素问·热论》六经辨证之中，没有"恶寒"的证候，可见"《内经》时代"对于热病之伤寒病因是不够重视的。

这一特点，到了《难经》的时代，发生了明显的变化。

《难经·五十八难》云："难曰：伤寒有几？其脉有变否？然，伤寒有五，有中风，有伤寒，有湿温，有热病，有温病，其所苦各不同。中风之脉，阳浮而滑，阴濡而弱；湿温之脉，阳濡而弱中，阴小而急；伤寒之脉，阴阳俱盛而紧涩；热病之脉，阴阳俱浮，浮之而滑，沉之散涩；温病之脉，行在诸经，不知何经之动，各随其经所在而取之。"

伤寒学派到底崛起于哪一个具体的时代，颇难说清楚。殷商甲骨文时代就有不少"祸风有疾"的记载，而且"祸风有疾"四条甲骨文上的日期，都集中于十二月与一月，全是冬末春初的季节，正是寒风凛冽的时候。但是，张仲景看到的《难经》与《素问·阴阳应象大论》都是主张广义伤寒学说的，我们目前只能把伤寒学派的崛起追溯到这两部书的成书时期。

"伤寒有五"既体现出《难经》"审因论治"的思想，也反映了《难经》作者在当时的历史条件下试图区分外感热病的多样性。也即在探讨外感热病共有的证候和规律的同时，尽可能反映不同外感热病的特点。这一学说，在中医界一直影响了两千年，此后寒温论争此起彼伏。通过论争，中医外感热病的辨证体系、治疗法则、处方用药逐渐丰富起来。同时，我们也必须看到，由于历史条件的限制，古人既看不到外感热病的真正致病的微生物，也不可能将每一种外感病的病位、病理改变都判断得十分清晰，只是基于中医的理法猜测病因、病证，没有一个评判的金标准，难免发生见仁见智的争论。

值得注意的是，《难经·五十八难》中所说的五种伤寒病与后世的定义不完全相同。《难经》的定义完全根据脉证，其中并未提到季节气候因素；后世命名外感热病，多数局限于季节气候因素。后世说伤寒、中风多在冬春；热病、暑病、湿温多发于夏季，或者发于秋初，都与季节的主气有关。《难经》按脉证命名，体现辨证论治精神；后世按季节命名，希望能够"审因论治"。然而，"病因之难求"，曾经困扰了中医几千年。

由于《难经》的影响，汉以后，《素问》《灵枢》大力论述的热病，完全被广义伤寒所代替，不再被学术界所重视，"热病"证治，几乎成了绝学。《难经》的广义伤寒学说，得到汉末张仲景的推崇，他著成《伤寒杂病论》，使伤寒病证治空前丰富，也促使《素问》《灵枢》的热病学说逐渐淡出历史舞台。在金元医学争鸣中，寒凉派的刘河间虽然大力倡导"伤寒即是热病"，不能作寒医，但他的著作仍称作《伤寒直格》《伤寒标本类萃》，而不以热病名书。

《伤寒例》是《素问》《灵枢》《难经》中的热病学说走向《伤寒杂病论》的理论桥梁，既体现了仲景学说与"古训"在学术上的继承关系，又反映了其辨证论治的突出成就，与《伤寒论》文字、内容相应。

由于今本《伤寒例》中有"今搜采仲景旧论，录其证候诊脉声色，对病真方，有神验者，拟防世急也。"而且《外台秘要》之中的"王叔和曰"也有这段话。所以，后世有人认为《伤寒例》是王叔和所作。

自王安道、陶华、方有执、喻嘉言等"错简说"盛行之后，《伤寒例》被当作王叔和"赞经之辞"而大受诋毁。喻嘉言在《尚论篇》中说，王叔和整理《伤寒论》是"碎裁美锦，缀以败絮，盲瞽后世，无繇复睹黼黻之华"。致使《伤寒例》与《平脉法》《辨脉法》等一起被排斥在"洁本《伤寒论》"之外，一般刻本和《伤寒论》教材都不再收录《伤寒例》，它在外感热病方面所具有的突出成就也无缘被人们认识，实在是外感热病学史上的一大"冤案"。

曹老师将敦煌卷子及其他异文仔细考证后，发现王叔和曾节录而未撰著《伤寒例》。王叔和辨治伤寒不取六经辨证，论传变独尊华佗"六部传变"学说，与仲景及《伤寒例》在学术思想上有着明显的分歧。因此，他认为《伤寒例》之作，非叔和所能伪。《伤寒例》中虽混杂后世辞句，但其原作当为仲景手笔。

张仲景在伤寒学术方面所取得的成就，历代医学家都有研究和阐述，纷繁复杂，堪称内容丰富的"伤寒学"。按照国医大师邓铁涛教授"以发展的观点看待外感热病"的思想进行总结，张仲景外感热病学术成就有以下几个方面：

1. 重视外邪致病因素的作用；

2. 努力探索外感热病的多样性；

3. 辨证方法的进步与发展；

4. 治疗方法的丰富与繁荣。

　　张仲景在《伤寒论》中对于"温病"概念及其证候的描述，对后世有深远的影响，这些影响也随着时光的流逝及治疗方法的不断改进、提高而逐渐淡化，甚至被明确否定。

　　这个变化过程，是一样的："太阳病，发热而渴，不恶寒者为温病。""恶寒"是太阳表证必备的证候，恰如古人所云："有一分恶寒，便有一分表证。"此处的"太阳病"因为"不恶寒"，故与《素问·热论》中"伤寒一日，巨阳受之"一样，只能是"发病第一天"之意。也就是说，此处"太阳病"三字不是太阳病的提纲证"脉浮，头项强痛而恶寒"的代称，而是发病第一天之意。仲景受《素问·热论》学术思想影响，也有"伤寒一日，太阳受之"的论述。同理，"阳明病，脉迟，汗出多，微恶寒者，表未解也，可发汗，宜桂枝汤""阳明病，脉浮，无汗而喘者，发汗则愈，宜麻黄汤。"这两条经文中的"阳明病"，也不是其提纲证中"胃家实"的代称，而是"发病第二天"之意。否则，我们就无法解释这三条原文。这也是仲景《伤寒论》受《素问·热论》"日传一经"影响的有力例证。

　　在张仲景之前，温病只是发生于春季的"季节病"，不是泛发于四季的广义外感病。在证候上，温病不恶寒而壮热，治疗上自然就没有使用麻黄汤、桂枝汤解表的问题，而是如何清解里热的问题。

　　张仲景在《伤寒例》中，还提出来一个"更感异气，变为他病"的说法，这个变为"他病"，实际上是变为了"温病"，也就是后世广义温病所说的温疟、风温、温毒、瘟疫。

值得说明的是，这个变来的"他病"，是在《难经》广义伤寒的基础上发展而来的，不是一开始就患了这几种温病。外感疾病之间可以转化的学说，与后世每一种温病都对应着一种外邪是有所区别的。值得我们进一步研究。

外感热病学说发展到明朝末年，诚如吴又可所说："余初按诸家，咸谓春、夏、秋皆是温病，而伤寒必在冬时。然历年较之，温疫四时皆有，及究伤寒，每至严寒。"由于各医学名家，大力倡导"伤寒不可作寒医"，或者提出不可用伤寒法治疗温病，甚至如王安道所说"法也，方也，仲景专为即病之伤寒设，不为不即病之温暑设"的观点，使《素问》《难经》《伤寒论》所创立的广义伤寒学说，逐渐萎缩为狭义伤寒，辛温解表的路越走越窄，甚至影响了后世医家对仲景《伤寒论》的学习与研究。吴又可《温疫论·自序》中说："是以业医者所记所诵，连篇累牍，俱系伤寒，及其临证，悉见温疫。求其真伤寒，百无一二。不知屠龙之艺虽成而无所施，未免指鹿为马矣。"

仲景《伤寒论》所论述的伤寒病，真像吴又可所说的那样越来越少了吗？曹老师认为其实不然。《素问》中"今夫热病者皆伤寒之类也"，把发热为主症的所有病证都归类为与感受寒邪有关的一类疾病；《难经》更明确提出"伤寒有五：有中风，有伤寒，有湿温，有热病，有温病"。仲景《伤寒例》又将温毒、温疟、风温、温疫等纳入广义伤寒的范畴之内，使伤寒所包罗的外感病种空前丰富，这与仲景在《伤寒论·自序》中所说的伤寒病的危害之大是完全一致的。

仲景《伤寒论》的三阴死证，反映了外感热病后期极其危重的证候，足以引起人们的重视，有利于中医急救和抗休克疗法的不断提高，是前人留给我们的极为宝贵的遗产，绝不能因为其证候涉及阴证，就将其从外感热病之中除去。敢于正视外感热病过程之中出现的三阴死证，这正是仲景敢于面对临床实际求实精神的体现；能够认识到热病过程之中，由阳证转阴证，并能总结出有效的治疗方法，这正是仲景弥补《素问》热病不足之处的突出贡献。

明清温病学重视外感热病过程之中的营血证候，比如神昏谵语、斑疹透露、出血失血，或者热邪深入下焦而出现的引动肝风、夜热早凉等。这些证候虽然很重，但还没有达到阴损及阳，阴阳离决，气息衰微的最后阶段。仲景伤寒学术中的三阴死证，远比温病之中的营血证要危重得多。某些以斑疹为主要特征的热病，如风疹、麻疹，其病情往往不重，将斑疹作为营血证的指征，也值得重新思考。

中医在同传染病斗争的过程中，向世界贡献了原创的免疫思想和可以推广利用的免疫技术——种痘。这是一种原始创新，此后免疫技术的改良、推广，都是引进、吸收的再创新过程，由此改变了人类疾病流行的面貌。人类消灭的唯一一种传染病——"天花"，即是由于中医原创的免疫思想与技术。

中医的外感热病学说，一直处于发展、创新的过程之中。中华人民共和国成立前许多中医学家运用中医热病理论，指导传染性、感染性疾病的诊治，都取得了很好的疗效，其中既有实践方面的发展，也有理论上的进步。祝味菊善用附子，章次公以强心之药济危困，朱良春以瘟病表里和解丹和三黄丸治疗登革热，办震旦医院治疗霍乱等，这样的例子不胜枚举。

中华人民共和国成立之初，郭可明创造乙脑治疗奇迹，中医治疗乙脑的良好效果，震惊了世界。

此后，中医治疗流行性出血热、麻疹、肺炎、"非典"、禽流感等病毒感染性传染病，都表现出西医、西药不可比拟的优势，这类疾病应该由中医首治、必选。

这与中医外感热病理论存在寒温论争，没有得到深入阐发有很大关系。

在现代中西医结合的背景之下，我们借助科学的"慧眼"，看到了古人所看不到的戾气、病邪，知道了其中包含着哪些微生物，知道了多种传染性、感染性疾病的感染过程、病理变化规律、治疗的关键环节。

既然《黄帝内经》热病、仲景伤寒、清代温病，在证候上基本相似，都是论述以发热为主要证候的疾病，包括了现代大部分传染性、感染性疾病，那它们所阐述的理论，就存在着共性，就有统一起来的可能。

外感热病是一个过程，《素问·热论》、张仲景、叶天士、吴鞠通都试图把握它们的变化规律。六经、卫气营血、三焦辨证，都是分阶段治疗。实际上，热病既有阶段，也有瞬间的状态，这瞬间的状态就是证候。阶段是有限的，而瞬间的状态是无限的。这就如同线段与点的关系，线段是由无数个点组成的。这些点是不停变化的，像九曲黄河中的小舟，我们不能刻舟求剑式地希望舟不动、证不变。我们的治疗，都是对应着一定的点，也就是病人相对稳定的证候。对应得越准确，治疗效果就越好。所以，历代医家都在总结，都在找点（证候）。

把张仲景对于外感热病认识的示意图折叠起来，稍加整理，就可以看出人体在外感热病过程中阴阳之气的变化、转归。大热的时候进行治疗有可能会出现"脉静身凉"，豁然而愈；也可以逐渐转化，由阳证逐渐转为阴证；也可以逐渐消耗，阴损及阳，阴竭阳脱，阴阳离决而死。

温病学派认为，温病初期可以有恶寒，与张仲景对温病的认识不同，只是他们认为温病恶寒很轻，不妨使用辛凉解表治疗；温病整个病程之中都以阳热伤阴为主，可以见到热邪内陷，闭阻窍道，或者出现出疹发斑、高热惊风，而很少提及阴证，也许战汗前后可以见到寒象，但这只是阳气内伏的外在假象，所以不能使用热药，更不需回阳。所以对外感热病的后期会出现阳气衰竭的危重证候缺乏认识。但对于外感热病，明清温病学派总结出许多很有疗效的治疗经验，发展了张仲景的学术思想。

只是，病证的"重复"受许多因素的影响，比如致病因素、患者体质、年龄、季节、气候、饮食、性格、社会环境等因素。因此，其"重复"出来的证候就会有所不同，差异性也就表现出来，治疗措施也会因此而有所变化，这就是中医辨证论治思想的意义所在。这是非常客观的、辨证的思想方法是正确认识疾病、治疗疾病的先进原则。

病证结合，就是阶段与瞬间的有机结合，是线段与点的结合，也是河流与舟的结合，结合得好就能比较理想地帮助患者恢复健康；结合不好，就可能影响、阻碍患者恢复健康。为此，曹老师将之概括为"病像河流，证如舟，系列方药似码头"。中医对于外感热病的治疗，就是帮助"无论在何处进入河流的患者"都尽快上岸，既不要耽搁太久，也不要"触礁沉没"。

因此，他试建立"外感发热类疾病病证结合的分级诊治体系"来包容古人的认识经验，并且为后续的探索留下足够的空间，使人类对于外感热病的认识不断深化、治疗措施不断完善，而不是永远停留在某一水平上。所以，新的外感热病理论体系，是一个开放的系统，也是一个不断发展完善的系统。它不取消经典，而是让人们站在一个全新的立场上，重新认识经典、发展经典。

他认为，外感发热类疾病统一辨证，可以粗略地分为五级病证结合的诊治体系。第一级体系的病就是"热病"，它包括所有以发热为主要表现的疾病。第二级体系的病，根据古人认识的不同，包括广义伤寒、广义瘟疫、广义温病三大体系。第三级体系的病包括以六经、三焦、卫气营血和邪伏膜原辨证概括出来的病。第四级体系是用治法概括的病证。第五级体系是古人通过有效方剂认识、概括的疾病。他试图用这样一个"大筐子"来囊括所有符合体系的古今认识，并为未来预留空间，以此可以在各个不同的级别上发挥、创新。

第三章　医道之争

西医的"解剖、病名、化药"是制约中医药发展的三大技术壁垒。

解剖的还原破碎化方法，造成"慢病高发难治、费用高昂难付、化学制药滥用成灾"的世界难题；生命是不稳定结构，克隆技术、基因研究证明细胞核"同质化"。中医以"生成论"为基础，有无相生，"以无为本"；生成可以包容构成，状态可以包容形态，多元可以包容单一。

在西医病名下辨证分型治疗，中医就只能是二级学科，难自立。中医有未病先治、身心同治、内病外治、外病内治、辨证论治、杂合以治、活法巧治、食疗能治、健身助治等大智慧。定性定量的化学合成药多是自然的异物，污染环境和身体。中药是天地精华聚成药，四气五味入脏腑，低碳环保。

共同开山劈道，发展中医学术

国务院办公厅印发了《中医药振兴发展重大工程实施方案》（2023年2月28日发布），文件说："传承创新发展中医药是新时代中国特色社会主义事业的重要内容，是中华民族伟大复兴的大事。"传承发展中医药，需要学术引领、技术支撑、各界给力、大众欢迎。

中医与西医属于不同的学术体系，必须"求异存同"，才能做到中西医并重，并逐步走向复兴。过去强调"求同存异"，造成了中医学术内涵的不断萎缩，比如在西医病名之下辨证治疗，中医就处于发现不了目标，也评价不了结果的尴尬地位，就不能"卓然自立"，而只能属于补充、替补西医的二级学科。

毫无疑问，西医的学术体系，对于中医来说，有强大的技术壁垒，比如解剖生理、疾病名称、化学制药，中医药如果不能在学术原理上突破这三大壁垒，就难以找到学术自信的基础，也难以获得发展的广阔空间。

◆结构决定功能具有局限性

西方医学的解剖生理，是以"构成论"为指导的学术，认为"结构决定功能"，它主要研究明物质，是"从有出发""以有为本"。

中医学以"生成论"为基础，主张有无相生，世界不存在"真空"，所以既研究明物质，也研究暗物质。中医"从无出发"，研究生命与健康，认为人与天地万物都是自然整体生成的，最高的层次是精神，心神是复杂巨系统整体涌现出来的功能，精气神不能在局部找到相对应的结构实体，疾病也是"从无开始"逐渐生成的，无论多么努力，生命也终归会消失，疾病治疗的目的，也是促使其"由有变成无"，因此，中医是"以无为本"的学术体系。

自然生成的生命有结构，生成论可以包容构成论，尽管目前看来西医很强大，在世界范围内普及程度很高，但是从学术原理看，中医未来必将成为世界医学的"显学"，西医必将用中医的理论改造其体系。

中医是会看病的哲学，也是充满智慧的医学。东、西方医学的差别，是因为它们指导理论的差异，决定了其技术方法、临床经验的不同。在交流之中，通过互相争鸣、碰撞，有可能会逐渐融合。

◆中医的疾病观强调暂时性和可转化

在临床上，中医与西医分别抓住了不同的东西，西医看重病灶，把它当作"构成"来研究。中医依据生成论来辨识证候，认为所有异常结果都是生成的结果，而不是原始构成因素。可以说，证候与病灶分别反映疾病的侧面，证候包容病灶，而不是单纯由病灶决定证候表现。

比如，冠心病的诊断必须依赖病理检测，有粥样斑块造成血管狭窄，看似属于很明确的"白箱病灶"，但是其纤维帽是否稳定，是否发生"冠脉事件"，不仅与病灶形态有关，而且与饮食、情绪、气候、劳倦、感染、血脂、血糖等都有关，是一个随机而动的"黑箱控制"过程，并且不容易消除这个病灶。

临床医生即使能控制冠心病患者的状态，也不能笼统地说什么药是治疗冠心病的，而只能说选择的药物是钙离子拮抗剂、血管紧张素转化酶抑制剂、某个受体阻滞剂、激动剂等，需要说出分子靶点的作用机制。也就是说，在具体治疗过程之中，病理解剖的"白箱病灶"已经太粗略了，病灶既不能精确地说明过去，也不能准确地预测未来，甚至不能精确地指导现在的治疗，因此说，"白箱病灶"诊断实际上只是一个笼统的灰箱。

推崇"精细检查、精准控制"，只是西方医学的理想，找出来"慢病高发难治"的世界难题，很多疾病是不能彻底治愈的，只能是保留病灶，控制症状，甚至是终身服药进行控制。

中医的诊断"以无为本"，强调疾病的暂时性和可转化性。中医的疾病名称都立足于"破字当头"，都是为了让病灶、症状消失，即使还有病灶存在，也可以做到"有病无害、有病无痛、带病延年"，有尊严、有自信地走完人生道路。

尽管中医的治疗是"黑箱操作"，但是，我们看到中医理论指导下的辨证论治，正是紧紧抓住复杂微观变化的整体综合状态，是大道从简，执简驭繁，而且通过反复实践，以中医理论贯穿起来的中药、针灸、按摩、拔罐、饮食都可以帮助患者由疾病向健康转化，是理、法、方、药一气贯通的整体医学。

《素问·异法方宜论》推崇"圣人杂合以治"，认为针刺、艾灸、按摩、导引，与药物治疗处于同等重要的地位，甚至说"毒药者亦从西方来"，千百年来一直把毒和药并称。《神农本草经》也是把药物分成上、中、下三等，认为药物有毒但是可以治病。历代的中医学家，都善于化毒为药，充满"有毒无害"的大智慧。

西方医学认为化学分析是金标准，靶点治疗是精准控制，并且认为不能用构效关系、量效关系说明的疗法，都属于不精准的疗法。这样霸道的"精准"未必是世界本来的面目，并且化学制药的产品，往往是大自然的异物，生产的时候污染环境，吃进去污染身体，有近期和远期的危害，必须尽快排泄出去，否则就会蓄积中毒。

中草药向来被称为"本草"。古人认为，天地精华聚成药，四气五味入脏腑，这些草根树皮才是低碳环保的药物。本来是棵草，神农尝过成了宝，赋予了中草药大智慧。

中医属于"道术并重"的医学体系，一百年来"重术轻道"，逐渐走向衰落；在面对西医的时候，如果只是"求同存异"，就容易"丢了自己"。只有坚持"道术并重"，与西医"求异存同"，彰显中医个性，才能逐渐走向复兴。

◆ "中医之道"有不同层次的表述

中医靠整体生成之道，生成的生命从无开始，"以无为本"；生成的生命有结构，与天地万物的环境因素紧密相关。

中医有形神一体之道，认为五脏是"五神脏"，主张"形神一体"，凡是有皮、脉、筋、骨、肉的地方，都与五脏有关，也就是形与神密不可分，是一体两面。

中医擅"多元并存、整体和谐"之道，认为五脏之间的关系，与天地自然相应，其规律除了有阴阳之间的平衡关系之外，还有五行之间相互滋生，相互克制，生克制化的关系，不能一脏太过，一脏太弱，更不能去掉某个脏腑。

中医说"内外相关"之道，依据内外相关的整体性原则，可以通过人体的色、脉、气、味，反映人体健康状况，不需要深入人体的内部去进行检查，因此，"内病外诊"属于中医独门绝技。"内病外治"是在体表、肢体远端施治，解决内在疾病的问题，比如针刺、艾灸、按摩、拔罐、膏药熏洗等，达到治疗疾病的目的。即使是喝汤药，也是借用自然物质的气味声色，与内在的脏腑、气血津液、血脉经络互相联系，互相影响，不用到内里去治疗。

中医是"杂合以治"之道，中医的治疗措施之间，经常是多元并举，帮助患者自身恢复健康，可以，也应该形神兼备，衣食住行、内服外用相结合，充分发挥各种治疗措施的特点，"千方百计""活法巧治"是中医推崇的，绝对不是长期使用一种不变的方法，让人"终身服药"。即使是一味中药，也含有复杂的成分。

中医有"用象代数"之道，立象尽意是古人说明事物的基本方法。自古以来，古人就了解到世间万物，都有数有象，是象与数的统一体，《河图》《洛书》《周易》《老子》之道，生命之学都是这样，都有数，是天地自然之数，也是"大衍之数"，分阴阳，有五行，讲生成。

虽然中医的"辨证论治"这个词语出现得比较晚，但是它的精髓早就化生于张仲景的"随证治之"。其背后深刻的原因，是立足于疾病状态的不断变化，外感病有六经、阴阳、表里、寒热、虚实之别，内伤病也随饮食起居、情志变化而起伏，随着日月阴阳的运转而不同。辨证论治不是"分型治疗"，辨证的过程，就是运用医学理论的过程，"候之所始，道之所生"。

中医是扶正祛邪之道，发病的原因多是"邪之所凑，其气必虚"，虚处留邪，久瘀成毒，影响气血运行，脏腑功能发挥，就出现了各种病证。"扶正祛邪"，以人为本，千方百计，活法巧治，是中医智慧的体现。

国家推进自主创新战略，中医药已经引起政府高度重视，出台了一系列有利于中医药发展的政策，党的二十大提出"促进中医传承创新发展"，使中医有了彰显个性的保障。发展中医学术，必须有理论自信，才能扬长避短，做到中西医并重，为人类健康事业做出更大的贡献。

遥望中医复兴

◆复兴中医，需要"五医联动"

西方医药是高度市场化的医学体系，从理论到技术已经发展了几百年，其"盈利模式"很成熟，属于"医疗、医药、医保、医教、医政"五医联动的体制机制，单一拆解这个模式无济于事，也不可能获得成功，只有整体制对抗或者替代、消化吸收，才能"洋为中用"，成为中国卫生体制的构筑材料。

复兴中医也是一个系统工程，也必须借助西医的"五医联动"模式，才有可能走向复兴，否则单独某方面的突破，虽然有可能获得局部的发展，但是不会全面成功。

医疗、医药、医保处于"五医联动"的下游，上层建筑是医教、医政。

医疗事业需要人才去做，也需要规模发展，离不开医教研整体发展，或者再加上产业、文化、医养结合治未病等，才能在"适者生存"的环境里不被淘汰，否则，即使再有效的方法也难"可持续存在"。

医药是中医人依赖的治病工具，有饮片、颗粒剂，也有中成药，目前颗粒剂发展势头很猛，以其可大规模生产、服用快捷方便的特色，将会占领主要市场。

　　中医分科不像西医那么严，扁鹊开创过妇科、老年科、五官科、骨病科、儿科，张仲景也不是单纯的内科学家，华佗也不是外科专家，而都是全科中医。当然，目前必要的外科手术，可以与西医合作，中医本身的外科，有不同于西医外科的特色。

　　一百年来，中医与西医"求同存异丢了自己"，现在需要"求异存同走向复兴"，中医是生成论的医学，西医是构成论的技术，中医"以无为本"，西医"以有为本"，属于不同体系，但是两者可以互相协助、包容发展，关键是需要真正的中西医并重，才能共同发展。

　　党的二十大提出"促进中医传承创新发展"，中医药随着中华民族的伟大复兴，构建人类命运共同体，必将发挥重要作用，逐渐走向辉煌的未来。

理论自信，哲学让中医登高望远

2007年1月29日，经中华人民共和国民政部批准的中国哲学史学会中医哲学专业委员会在京成立，来自中国哲学界、科学界、文化界、中医界的60多位专家出席了成立大会。

中国社会科学院学部委员、中国哲学史学会会长方克立研究员首先致辞，他说，2006年出现的取消中医言论，其根源在哲学。不是中医出了新问题，而是哲学出了新问题，有人用西方哲学为标准，而不是用实践是检验真理的标准，提出来取消中医，背离了真理的标准。思想文化战线上的严重问题，需要我们提出来。因此，成立中医哲学专业委员会，意义远大。

专业委员会发起人、中国社会科学院罗希文研究员说，微观科学固然重要，但是，人类对自身的认识还很肤浅，有人提出取消中医，更是对于中华原创文化缺乏认识。他曾经用30年的时间完成了《本草纲目》的英译工作，2004年经李长春、刘云山、李铁映、陈奎元等党和国家领导人批示，又主持了"中医典籍研究与英译工程"。他说，现在所有中国传统学科之中，能够在千万次打击之下仍然不倒的只有中医。为什么？因为中医是科学，科学不可能被伪科学打倒。

国家图书馆名誉馆长、著名哲学家任继愈先生说，很久以来，中医哲学都是中国哲学史中一个重要的组成部分，《黄帝内经》是中国哲学的一章，中医是科学的。东、西方思维模式不同，《中国哲学》杂志要刊登中医的文章，要培养队伍，从基础做起，要读原著。中医的兴亡，事关民族兴衰，守土有责，要增强我们的民族自信心。

会议论坛期间，哲学界、科学界的许多专家，多次强调中医药学是我国的原生态医学，至今有着强大的生命力，受到世界越来越多国家的重视，深入研究中医哲学，研究中医与哲学的关系，是我国人文社科领域贯彻和落实党中央、国务院加强自主创新、建设创新型国家的具体体现。研究中医哲学，不仅会深化以往中国哲学研究的领域，而且有可能会为理解和阐明中医药学作为原创科学的性质做出基础性的贡献。

哲学给中医理性思考的武器。

记得一位伟人曾说过，一个没有理论思维的民族，难以自立于世界民族之林。现代科学技术使中医看得更真切、更细致，而传统的理论思维让中医站得更高，看得更远。

被称为"伟大宝库"的中国医药学，不仅具有十分丰富的经验内容，而且拥有独特的学术体系，前人将之概括为"理法方药，完整一套"，环环相扣，丝丝相连。然而理法方药在中医学术体系中各自所占比重是不平衡的，如果把整个中医学术体系看作一个实体，则可以粗略地将其分为基本理法内核，病证方药、针灸推拿等外围部分。不断完善的理法内核，决定着中医学过去、现在、将来的基本特征。外围的病证方药、针灸推拿部分是中医学的功能带或保护带。由基本理法内核决定的辨证施治，虽不是统计学意义的概率治疗，却是具体问题具体分析、具体解决的方法，是科学的。

"中医学基本理法内核"是逐渐形成的，在中医学原始经验的积累时期，没有理论体系，只是方药、针灸等具体治疗措施的简单创造与汇集，没有内核可言。比如，甲骨文里的疾首、疾身、疾齿、疾目、疾腹等，理论的成分很少，而甲骨文里的"祸风有疾"就包含了理论思维的成果，已经把风邪与疾病相联系了，只是这种联系还不系统、完善。甲骨文之中的"杞侯热，弗其祸风有疾"的推论，比"祸风有疾"的理论概括更进了一步。

等到气一元论、阴阳矛盾二元论、五行复杂体系动态平衡理论进入医学领域，在原始脏腑结构认识的基础之上，产生了藏象、经络、气血、病理等，基本医学理论便具备了基本内核，恰如自然界进化过程中有机物产生了细胞一样。基本理法内核将既往关于病证方药、针灸按摩等零散而具体的经验贯穿起来，成为汇聚着具体知识的医学体系，因此形成了一套完整的中医学。

古代的精气学说进入医学领域的时候，发生了演绎发展的深刻变化，已经不是简单的构成论，它不限于无极、太极分阴阳，积成天与地，"气聚则生，气散则亡"的简单理论，而是更细致入微，形成了中医学气与形的关系、气与血的关系、气与五脏的关系，气与精、食、水液代谢都建立了关系，形成了元气、营卫之气、胃气、宗气、五脏之气等一系列的学说。

古代的阴阳学说进入医学领域的时候，已经不仅仅是对立统一、一分为二的矛盾法则，也不再限于"天地之道"的宏阔无着，更不同于算命先生的把戏，而是和人体的脏腑、气血、形体结构、生理机能、病理变化、诊断技术、药物性味、治疗法则等进行结合，几乎"无处不在"。阴阳学说进入人体这一复杂领域，就演化成了三阴三阳的六经体系，使阴阳学说不再是"用古代汉语写成的唯物辩证法"，而是把阴阳的性质差别与三阴三阳的数量差别完美结合，成了性质与数量结合在一起的学说。

五行学说进入医学领域，不同于八卦所代表的纯自然物质元素，也不是"五德终始"中所说的"五德更替"的政权天授的法宝，而是把时间的春、夏、秋、冬的不间断发展、回归，与五方、天之五气、地之五味、人之五脏贯穿起来，融为一体，使天地万物动态、和谐、平衡相处，成为生克制化、无时不在、无处不在、时空结合的学说。

这些哲学思想较早地被中医学吸收，并牢固地与其基本理法内核结合在一起，给原始中医学以系统的世界观和方法论，使其更为系统和完善，这也是使中医学摆脱巫术，成为科学的重要因素。

在西医视野之外，哲学使中医自立。

现代西医把病理病灶作为疾病的本质，有其实证精密的长处。但是，一方面，病理病灶不是最细微的改变，排他性的"纳入标准"使现代西医对于大量来自人体身心不适的证候"视而不见"，使其救治的范围变得狭隘，不能确诊，也就很难"早期介入"；另一方面，现代西医大多只研究一种物质的属性，或者只研究两个物体之间的对立统一关系，对于多因素、多环节的复杂病理变化，对于多组分、多靶点的复合药物的代谢过程缺乏研究方法，更没有成熟的经验，所有这些"盲点"，都是中医学的优势。

中医学的藏象学说、辨证论治特色，依据的就是中国哲学的"有诸内，必形诸外"（也就是说"有诸外，必根诸内"），形名一体，内外统一的"表里如一"学说。也就是说，表现于外的证候，不是一个肤浅的东西，而是整个机体的变化在总体整合后的外在反映。中医抓住了外在的证候，就是抓住了整个生命的总体特征。

诚然，病理病灶的诊断是过硬的指标，但是，病理病灶只是"漫长的复杂微观变化的一个结果"，属于宏观的、大体的诊断，是相对的诊断，而不是最微观的诊断。人体对于"漫长的复杂微观变化"不都是浑然无知的，也不都是无法感知的，人类经过进化形成了智慧的思维和语言，并能够把自己身体里的种种变化整合起来，形成"自我检测报告"，把自己动态的健康状况汇总起来，形成主诉，给出中医可捕捉的证候。在病理病灶形成之前，中医就可以辨别证候，治疗证候，消除证候，实现"治未病"的健身目的和"治已病"的有病早治思想。

现代西医善于诊治单独的病理病灶。然而，老年人的病理病灶太多，如果还是不顾整体而只追求"局部最佳"，让患者在各个专家门诊之间奔波，按照各位专家依据科学根据开出的全部药物进行治疗，其综合结果如何，相互作用如何，恐怕没有哪位专家能说得清楚，因为各位专家的药物，都是按照一个一个的靶点设计的，对于"因果网络"的影响，还没有评价方法。随着科学仪器越来越精密，分子水平的"高表达""低表达"的数量爆发式地增加，需要拮抗、阻断的靶点越来越多，人体"需要"的化学制剂将会越来越多，这种还原论指导下的方法论的缺陷将会越来越明显。

中国中医科学院著名专家陆广莘研究员说，现代的疾病模式，是用科学主导医学，"努力找病，除恶务尽"的结果，使"看病难、看病贵"的趋势难以逆转。要解决这一难题，就要按中医的健康理念，大家一起去寻找健康。

中国中医科学院傅景华研究员说，当务之急是要大力遏止中医西化，西化中医只能削弱中医。

中医哲学专业委员会秘书长张超中博士，赞赏曹老师"在大科学的背景里考量中医"的观点。他说，考虑中医问题，一定要在世界科学技术的大背景上看问题，突出中医药的原创性，中医药是发源于我国的原生态医学，是中国正在走向世界的创新性知识体系。

北京大学哲学系楼宇烈教授说，中国哲学的特点是"自然合理"。凡合理的皆自然，凡自然的皆合理。自然就是本然，是本来面貌。人文崇尚自然，科学改变自然。科学讲求清晰，人文推崇模糊。是清晰符合事物的本来面目，还是模糊更符合事物的本来面目？许多情况下，越清晰反而越失真。中医来源于自然，有几千年的发展史，这看起来模糊，但其实模糊之中有清晰，中药的采收、加工炮制就很清晰，中医的许多描述都是清晰的。但是，中医主要讲的是模糊，我们要给中医理论上的支撑，不要怕人家说中医模糊。

北京师范大学周桂钿教授说，当年他用了两年的时间写了一本讲述"天地奥秘探索历程"的书，张岱年先生让他再写一本讲述"人体奥秘探索历程"的书，结果写了20年仍然没有写出来，人体太复杂，奥秘太多，中医里的奥秘至今也没有揭示出来多少。

中国社会科学院闵家胤研究员说，传统科学研究实体，而系统科学研究纬度、关系。科学仍然处于幼年时代，最新的科学成果证明，宇宙明物质只占宇宙总物质的4%，而暗物质占宇宙总物质的96%。人类对于这4%的明物质还远没有研究透彻，对于96%的暗物质、暗能量、隐能量的研究才刚开始。有人用"黑箱""白箱"划分研究对象，也有人提出来"灰箱理论"，也就是半知半不知的状态，曹老师认为"灰箱"的提法很好，中医许多问题都是"灰箱"状态。中医与西医要很好地合作，未来的道路还很漫长。

中国社会科学院刘长林研究员说，中国哲学过去强调儒、释、道，罗希文先生说应当加上医，成为"四大金刚"，这很好。儒、释、道主要是人文哲学，而中医学是认识论的科学哲学。唯物论的认识论产生了科学，而中医学的"天人合一"是另一条认识路线，是有关生命科学的认识路线。西方打开了科学殿堂的一扇门，另一扇门要用中国智慧去打开，中医哲学的研究就是这样的基础工作，很重要。

很重要的中医哲学，却很难进入中医学院、中医药大学的课程体系，这是来自北京、江苏、黑龙江、河南、内蒙古、广西、广东等地的中医教授们的共同感慨。中医哲学研究、普及宣传工作，任重道远。

兜售废医验药，假借验药而废中药

中西医并重是中国卫生体制的特色，也是《中华人民共和国宪法》精神的体现，关系到人民群众的健康选择。"废医验药论"既危害中医药事业，也损害民众的切身利益，需要我们深入分析其错误，指出其危害，把正确的观念告诉群众。这是一件既重要又严肃的事情，也是医务、科技工作者的责任所在。

随着西方科学与西医的传入，一百多年以来，中医一直处于被审视的目光之下，中、西医不断交流，与时俱进。中医学者也一直在努力改变自身，试图证明中医的科学性。从王清任《医林改错》到张锡纯《医学衷中参西录》，再到中西医汇通、中医科学化、中西医结合、中医现代化等一系列的努力与奋斗，中医学并没有像我们希望的那样发生质的变化，即使想把中医"西化"的人，也无法将其西化，可以说"中医依然还是那个中医"。由此，一些对中医了解不深的人，提出来"废医存药""告别中医中药""废医验药"的错误论点。这些主张均由于持论偏颇，理所当然地遭到了猛烈的抨击。但是，很多人并没有把中医学的优秀特质说清楚。

由于中医改变不大，而西医却发生了巨大的变化，已经不再是那时刚刚"登陆"中国的样子了。很多人不了解，现在西医的许多观念也在逐渐发生变化，有的观点在某种意义上说是向中医原理的回归。比如，西医原来依靠器官解剖来说明人体的生理病理现象，但是细胞生物学的诞生，促使人们发现了肺的非呼吸功能、心的非循环功能、肾的非泌尿功能、胃肠道有很多内分泌功能。因此，细胞生物学判定：靠器官解剖将人体归类为某几个系统的理论有难以自圆其说的缺陷。每一个器官功能的维持，都必须依靠全身各个器官的协助。中医说的"五脏六腑皆令人咳，非独肺也"得到了部分的证明。分子生物学的建立，把"细胞形态差异决定细胞功能不同"的理论推翻了，全身所有的细胞（除了成熟的红细胞与生殖细胞）中细胞核都一样，每个不同细胞核里DNA的基因既不多也不少，结构决定功能的学说走不下去了。因此，分子生物学走向了蛋白组学、基因组学，向着中医学多元并存、整体和谐的学术特征进一步靠拢。"每一个体细胞核，都可以克隆出一个完整生命"，把只有多能干细胞、定向干细胞可以分化，而分化完全的体细胞不再可分化的旧观念彻底革除了，中医全息诊疗的眼诊五轮学说、舌诊、脉诊也不能说毫无道理。生命自组织理论的建立，为中医学扶正固本、注重自身平衡的理论找到了更为强大的科学理论支撑。复杂性科学、系统论的深入研究，使中医辨证论治、复合组方的治疗思想比单一靶点的化学药物更显优势。如果仍然用器官解剖看待中医，用机械唯物论的观点衡量中医，其论点就显得格外狭隘。然而，持狭隘科学主义观点看中医的言论，仍然严重影响着很多人对中医的态度，这极不利于我国卫生事业的发展，有害于国家自主创新战略的实施。

我们不能回避他们的拷问，但也必须回答中医学为何不能被取消、其如何优秀。

对于攻击中医的错误言论，如果听之任之，就会造成巨大的社会危害。

其实，对于中医，不是不能批评，也不是中医必须拒绝批评，关键是要用正确的标准来批评，要客观、公正地评价中医，不能把一些人妄议中医的言论作为评价中医的标准。

第四章　医道之薪

　　薪火相传是文明的象征，也是事业高质量发展的保障。在中西医共存的当代，只有道、术并重，才能复兴中医。把脉中医现状，有四大弊病，复兴中医任重道远。

　　中医目前的四大弊病是：理论不自信，疗效不自强，传承不自觉，体系不自立。

　　国家的政策是"中西医并重"，但从现实情况看，目前仅仅是勉强并存，远非并重。距离人民需要、国家期望的目标，还非常遥远。学术界只承认中医有术，不认可中医有道，重术轻道，则衰落难逃。向西医看齐，试图求同存异，却丢了自己。目前仍然是"废医存药"和"废医验药"的时代，是中医的"末法时期"。

　　病根没看清，没有共识，看不出未来的方向。大多数中医人不关心中医的命运，只满足于"衣食医"的水平，距离"传道医"非常遥远。

　　医随国运，随着中华民族的伟大复兴，中医的复兴是必然的。这是因为西方"结构决定功能的构成论医学"存在巨大弊端，看不到生命结构的"细胞核同质化"，结构不稳定的暂时性，以及"全身全部"靶点对抗而带来的灾难性后果。

只看明物质之"有"，看不到天地万物有生于"无"。

东方医学"以无为本"，重视"有无相生"，研究明物质与暗物质，研究生成（包容构成）、关系（包容结构）、状态（包容形态）、多元（包容单一）、转化（包容对抗）、稳态（包容极限）、向内求（包容拯救），治疗手段崇尚自然"杂合以治""心身同调"等优秀特质，需要重新认识，进行中医先进性教育，改变自己和社会的认识，才能拿到"打开中华文明宝库的钥匙"，为健康中国、造福世界贡献力量。

只有认清形势和了解存在的问题，有学术引领、技术支撑，各界给力，大众欢迎，中医才能逐渐走向复兴。否则，只是空谈而已。

河图、洛书重"生成"，西方文化说构成

中华文化是一个重视生成的文化，与西方"构成论"具有明显区别。其原因在于西方中世纪"神创造了一切"的早期观念遏制了"自然生成"思想的萌芽，所以走上了"构成论"的研究方法，但世界可以用明物质表示的"构成"只占很小的部分（4%左右），大量的暗物质不能用"结构决定功能"来说明。

中医受中华文化的影响很大，尤其是"有无相生"的世界观根深蒂固，所以既研究可见的明物质，也研究看不见的复杂相互关系，是"以无为本"的世界观，与研究"以有为本"的结构的西方科学、医学有着明显的区别。

中医与西医的世界观和方法论有区别，也有联系，在走过一百年的论争之后，有可能步入融合的结局。

◆ "生成论"源于河图、洛书

河图、洛书是中华文化的基础、阴阳五行术数之源泉，是先民智慧的结晶，其中富含着天地万物自然生成的道理。

《尚书·顾命》中说："大玉、夷玉、天球、河图在东序。"

《管子·小臣》中说："昔人之受命者，龙龟假，河出

图，洛出书，地出乘黄，今三祥未见有者。"

《周易·系辞上》中说："河出图，洛出书，圣人则之。"

上古的河图、洛书正如考古所见，只是图形，没有数字。两千年前传下来数字的河图、洛书，虽然一个是10个数，一个是9个数，但本质上是相同的，都是天地万物的生成之道。

河图天一生水，地六成之；地二生火，天七成之；天三生木，地八成之；地四生金，天九成之；天五生土，地十成之。

所以，一为水之生数，二为火之生数，三为木之生数，四为金之生数，五为土之生数，六为水之成数，七为火之成数，八为木之成数，九为金之成数，十为土之成数。

洛书把河图的"四面"扩展为"八方"，数字上由十个减少为九个（大道从简），成为"太乙九宫""九宫八风"之图，把阴阳邪（斜）正与人体的阴阳联系起来，也是人体内部充满"神机"的展示。

它既有时空的含义，也是人体"精、气、神"的立体结构之图，是充满生机的自然生成之图。水流西北，火就西南，木根向下，金镇其上，土运中央，呈现一派生机盎然的景象。

万物有生数，当生之时方能生；万物有成数，能成之时方能成。所以，万物生存皆有其数。生在内，成在外；生的时候小，成的时候大。生的时候，要看其内部有没有生机；成的时候，要看环境允许不允许。

人体是一个完整的生命体，这与万物一样，都是自然生成的。古老的河图、洛书把天地阴阳相生、相成的道理通过数字表达出来。

不仅有生命的物质可以"整体生成"，就是没有生命的金、木、水、火、土的"五行"，也是天地阴阳互相配合、自然生成的。天地气交，紧密配合，化生万物。天生的，地来成；地生的，天来成。

《辅行诀脏腑用药法要》中说："六合之正精，升降阴阳，交互金木，既济水火。"

天地富含阴阳，大德养育生命。春生，夏长，秋收，冬藏，周而复始，四季轮回，变化不停。天覆地载，孕育无穷。万物繁茂，草药丛生。草根、树皮，各有其性。

细胞是生命的起源，细胞就意味着秩序，意味着内外有别、内外相关，细胞膜是沟通细胞内、外的界面，里边接受外界的信息，外边的刺激影响里边的代谢、合成、分解，内外相关，完整一体。

因此，人的皮肤不是肤浅的一层皮，而是沟通人体与天地万物的不可逾越的通路。

◆ "构成论"是研究明物质的法宝

"构成论"是研究明物质结构的科学，生成论是阐述生命成长的知识。

西方研究物质科学在近代取得了长足进展，奉行的是还原论，是从研究物质结构着眼的。机械论也离不开构成论，因此，可以说"构成论"是西方的"道"。

所谓西学东进，"赛先生"进入中国，以及后来的四个现代化，基本上是还原论科学观（构成论）支撑的工业化。从废科举、兴学校，到建立门类比较齐全的科学技术体系，中国走过了百年曲折道路。经过几代人的不懈努力，尤其是改革开放以来加快引进、消化、吸收科学技术，已经改变了我们生活的方方面面。

元明时代，西学借着传教的方式登陆华夏之后，曾经广泛传播其以还原论（构成论）为代表的学术体系。但是，从康熙王朝禁止自由传教之后，"百年禁教"延缓了其东扩的速度。西方医学的传，也或快或慢地影响了中医的发展。1830年《医林改错》出版，虽然其主要成就是气血理论指导下的活血化瘀方药，但是其"为经典改错"，走解剖道路的发展方向是错误的，背离了几千年以来的中医"生成论"的特色，改弦易辙，要实行"构成论"，造成了中医界信心动摇。

◆西医依靠"构成论"，中医主张"生成论"

在中、西医互相碰撞的早期，构成论的物质科学压倒了生成论的生命理论，中医事业逐渐衰落。

科学作为人类认识自然与社会的系统知识，有广义与狭义之分；有过去、现在、未来之别。广义的科学，包括自然、社会、意识领域的众多知识，而狭义的科学只包括数学、物理、化学等西方近代文艺复兴之后产生的自然科学。

但是，西医依靠的结构，是不稳定的生命结构；而且细胞核的"同质化"，也让"结构决定功能"的构成论遇到了前所未有的否定意见。在系统科学新的视野下，大科学家钱学森先生说，医学发展的方向是中医，而不是西医，西医也要走到中医的道路上来。西医如何走到中医的道路上来？中医如何现代化？曹老师认为，中、西医的融合首先必须从"道"的层面打通，而不能仅仅局限于"术"的汇通。

历史上，中医也有过"构成论"，研究过脏腑结构，十二经脉、五官九窍也是构成论的知识范围，但是中医的"构成论"始终属于从属地位，占主流的一直是"生成论"。中医临床进步的轨迹，如果是沿着华佗外科手术（构成论）的道路前进，必然会非常重视解剖、止血、麻醉、局部抗感染，其手术刀不会生锈，麻沸散也不会轻易失传。然而，胆石症、肠梗阻、阑尾脓肿、腹腔内肿瘤等西方医学依靠手术才能治疗的疾病，张仲景大多可以通过非手术（生成论）方式解决，辨证论治方药体系的建立，丰富的内病外治理论与技术，使中医临床走向了不依赖外科的道路，其安全、有效的特点一直影响到现在，形成了中、西医两大不同的体系。

也就是说，千百年以来，中医"自从懂了张仲景，临床不再学华佗"。

但是，中、西医之间的这些差别，在复杂性科学、系统论出现之前，在大规模中、西医临床疗效对比没有出现的时候，人们是很难认识到的。甚至今天，仍然有人说"你把全中国的癌症都治好了也与本案无关"，这是只认西方标准，不管中医特色的"技术壁垒""西方科学霸权"。两次反中医思潮的出现，都与持狭隘科学观的人们看不见中医的科学性有关系。中医优秀的原创特色，都落在西方还原论的目光之外。

◆ "构成论"在生命微观领域的困境

西方医学在还原论方法的指导下，打开人体进行解剖研究，从结构研究功能，数学、物理、化学等近代科学方法与知识，很自然地进入了西医学的体系之中，取得了前所未有的成就，是中医学所不具备的。

细胞是整体生成的，不是分步合成的。按照还原论的方法进行下去，到了细胞、基因水平，就出现了行不通的问题，因为所有的细胞都具有相同的细胞核，也就是出现了生命结构的"同质化"，这就否定了"结构决定功能"的"构成论"。

不同细胞，只是选择了整体功能的一个部分。共同的细胞核，说明所有的细胞都可以变成"全能干细胞"，形成一个新的生命。

另外，生命的"结构"还是一个"不稳定结构"。每个细胞，每时每刻都处于不停的分解、合成状态，一旦周围环境发生改变，就会影响细胞的稳定性，甚至出现变性坏死、细胞凋亡。

这种"不稳定的生命结构"，最适合"状态调控"，而不适合"机械修理"。以分子生物学方法进行治疗，有其清晰的作用靶点，代谢过程清晰，量效、构效关系明确，可重复性强，这些都是其优点。但是，化学分子在微观领域的存在是十分复杂的，不是单一的分子在起决定作用，而是形成了极为复杂的细胞因子网络，彼此之间互相影响、制约，需要的是调节，而不是祛除、移植某种分子。

以攻击靶点为出发点的单纯一种化学物质治疗，往往是"攻其一点，不及其余"，很难求得生理功能的和谐、平衡，对于人体自组织能力的干扰作用可能大于治疗作用。因此，需要重新评价其远期影响，这也是循证医学崛起的一个原因。

◆病灶不是构成，是生成

中医与西医分别抓住了不同的东西，西医看重病灶，把它当作"构成"来研究。中医依据生成论来辨识证候，认为所有异常结果都是生成的结果，而不是原始构成因素。

证候包容病灶，而不是病灶决定证候表现。比如，冠心病的纤维帽，看似属于很明确的"白箱病灶"，但是它是否稳定，是否发生"冠脉事件"，不仅与病灶形态有关，而且与饮食、情绪、气候、劳倦、感染、血脂、血糖等都有关，是一个随机发生的"黑箱控制"。

临床医生不能笼统地说，什么药是治疗冠心病的，而只能说选择的药物是钙离子拮抗剂、血管紧张素转化酶抑制剂，或某个受体的阻滞剂、激动剂等，需要说出分子靶点的作用机制。也就是说，在具体治疗过程之中，病理解剖的"白箱病灶"已经太粗略了，病灶既不能精确地说明过去，也不能准确地预测未来，甚至不能精确地指导现在的治疗。因此说，"白箱病灶"诊断实际上只是一个笼统的黑箱。

中医的诊断尽管也是黑箱，但是，经过转化，我们看到中医理论指导下的辨证论治，正是紧紧抓住复杂微观变化的整体综合状态，而且通过反复实践的摸索概括，以中医理论贯穿起来的中药、针灸、按摩、拔罐、饮食、气功，都可以为帮助病人由疾病向健康转化服务，是理、法、方、药一气贯通的整体医学。它往往能够解决西医解决不了的复杂病情，取得意想不到的临床疗效。

◆创新发展提升中医地位

中医药在国家自主创新中的战略地位与作用，已经引起政府的高度重视，出台了一系列有利于中医发展的政策，中医有了彰显个性的保障。

比如，预防传染病流行的时候，大家都服汤药。有人问："你这汤药是根据什么开的？有何作用？"有崇尚中医现代化的人说："我这中药汤液，可以提高免疫力，可以抗病毒。"这种解释目前很盛行，但是，经不住进一步拷问："你抗的什么病毒？新出现的病毒，你以前治疗过吗？有数据吗？"

中医的有效性，即使有了临床资料的数据，还要进一步接受拷问："你用什么抗病毒？为什么是复方，而不是一味药？为什么是一味药，而不是一种成分？为什么是天然的，而不是人工合成的？"如此一来，中医的方药之中似乎大多是不必要的药物，大有"搭车卖药""捆绑销售"的嫌疑。

中药提高免疫力，面临相同的，或者更多的拷问。按照还原论的方法，有效的应该只是一个化学分子，中药汤剂最好马上停止使用。因为"临时组合的方剂"，既没有有效性的数据，也没有安全性的数据，更没有大规模循证试验的数据。"完全不合法"的结论，不用相关部门检查就可以根据"常识"进行认定。因此，反中医人士说"有充足理由告别中医中药"，取消中医中药。这都是用还原论方法衡量中医药得出来的必然结论，对中医发展是十分有害的。发展中医事业必须破除这种"技术壁垒"和"理论桎梏"。

◆中医生成论的精准是"状态控制"

中医不做仪器检查，是如何认识人体的健康与疾病状态的呢？中医依据的是"认识论的反映论"，然后总结、摸索出来一整套"整体识别系统"。

中医认为，在诊治过程之中，病人为本，医生是标。人体生命是自生成的，并且"贵有自知之明"，每时每刻都在"自检、自测"，会形成判断，然后上升为概念，通过语言表述出来，这就是主诉，就是证候。

中医经过长期临床实践，总结出来一整套发现病人信息（证候）、接受病人信息（证候）的方法，就是依据中医理论的四诊；判定、处理病人证候，帮助病人消除证候的理论方法，这就是辨证论治的理法方药。它们就是中医的"软技术"。

中医历来看重四诊、辨证论治的理法方药。施行四诊的过程，也是运用中医理论的过程，一边诊察患者的信息，一边与既往的理论认识、医疗经验相参照，不断交流，重复验证，就能得出清晰、精准的判断。当然，这种清晰、精准的判断只能是寒热虚实的清晰、精准，而不是物理、化学的清晰、精准。

中医靠着这种对于寒热虚实的清晰、精准的判断，就能借鉴以往的理论经验，选择合适的方药，或者参用其他外治的综合治疗措施，帮助患者从不健康状态转向健康状态。

中医的四诊、辨证论治的软技术，运用成本低而学习过程长、成本高，不是短时间可以熟练运用的。因此，有"久诊识证""久治知药"之说。面对同一个病人，老中医和刚毕业的博士的诊治水平是不一样的。

中医学既有科学理论，也有诊疗技术，更有治病经验，三位一体，缺一不可。虽然理论知识主要在学校里学习，但是在临床运用的时候，往往还要进一步验证和更深入地学习，中医的理论与临床实践之间具有非常密切的联系，要不断地"实践，认识，再实践，再认识，以至于无穷"。其间的联系一旦被割断，知识就不能深化，中医的"软技术"就会退化、僵化、异化，甚至消失。

现今，许多中医人过于迷信西医的硬技术而逐渐放弃了自己的软技术，已经退化为只知道清热解毒、活血化瘀、扶正祛邪（或叫抗病毒、提高免疫力）等几个简单术语的中医。既不能识证、辨证，更不能活法、巧治了，已经是异化（西化）了的中医。

中医学术的萎缩，导致治疗水平下降，与其应当达到和可能达到的水平之间，存在着很大的距离。因此，应该回归中医"原创思维"，坚持中医的自主意识，坚持按中医自身规律发展中医，而不是按人们的期待，或者按西医的要求、按物理化学的标准发展中医。因为异化中医，只能导致中医的退化，而不会促进中医的发展，尽管有人称之为"现代化"。

◆ "医随国运"，告别文化自卑

中国知识分子一向以追求真理为己任，"朝闻道，夕死可矣"是一个光荣传统，"格物致知"，喜欢探索"所以然"的历史很悠久。但是，在还原论方法盛行的时代，在机械唯物主义世界观是唯一价值观的时代，是没有能力解释中医理论的。因此，人们在崇尚西方工业文明的时代，轻易地把中医理论判定为"玄虚之学"。

国学随着鸦片战争的失利而遭受了质疑，1908年，留法青年"新世纪派"倡导废除汉字，国医也成了"东亚病夫"的替罪羊。国学、汉字、国医，是近代史上命运相连的"岁寒三友"，如今都迎来了复兴的"天时地利人和"。

梁启超、严复、傅斯年、陈独秀、鲁迅等人都曾有过反对中医的言论。知识分子反对中医，促使一般民众在思想上不认同中医，甚至远离中医，希望取消中医。

医随国运，在新兴科学观正在崛起的时期，有的人看不到科学观、技术观的变化，看不到中医有效性的背后蕴藏着丰厚的科学原理，依然按着狭隘的科学观、技术观看待中医。因此，只能看到中医不科学、不进步，其实是他们不进步，思想仍然停留在以前，他们反中医的理由竟然还是那些陈词滥调。这充分说明现代反中医人士思想上的贫瘠是何等严重。他们用错误的方法研究中医，用错误的标准评价中医，污损了中医的社会形象，侵害了中医的权益，是非常错误的行为。

他们一贯推崇西方，但西方的医疗危机却难以化解；欧美国家在不断引进中医药知识和技术，美国政府不断加大对中医药的研究力度，FDA也正式认同中医药是具有完整体系的医学，而不是反中医人士所说的"土医""另类医学"。

70年前，中国发起成立的世界卫生组织（WHO），是世界上先进医学的代表组织，"健康"概念打上了深深的中国烙印，人们重视中医药在全球医疗保健之中的重要作用，几十年之前就建立了十几个"传统医学合作中心"，很多中心分布在我国。

全球100多个国家与中国政府签订了有关中医药合作的协议，中医药走向世界的势头很猛。国家五大发展理念，与中医完全一致；一带一路战略，让中医药走向世界的步子更加坚定。在"健康中国""美丽中国"的发展梦之中，中医药具有不可替代的五大优势。

中医之所以代表医学未来发展的方向，是因为"生成"的生命有结构，因此，生成论可以包容构成论，状态可以包容形态，多元并存的治疗方法可以包容单一靶点的还原论方法。因此，中医与西医可以在"道"的层面融合，相互包容，融合为完整的学术体系。因为世界是一个整体，关于世界的学问也应该是一个整体，只是由于人的认识能力有缺陷，才分成了不同的学科（科学）。

河图、洛书，内外相关彰显生成论

中医外用药抗癌有效，很多人认为这是"透皮吸收"之后的效果。其实，很多情况下，外用药并不一定是吸收之后在体内直接发挥作用，而是借助皮肤与内脏的各种联系渠道发挥了作用。

为了说明这个道理，需要从生物进化的角度谈问题，也需要借助中医理论的大智慧。

◆皮肤不是简单的屏障

生命起源之后，经历千万年，甚至上亿年的进化，逐渐由单一细胞发展为三胚层结构，具有复杂功能的不同组织，原来由一个细胞应对复杂环境的任务，也被分解为专业化的协作机制。

癌细胞的产生是内外环境作用下，有机体走向无序化的开始，通过自身调控机制遏制癌细胞的不断增殖，也是复杂有机体面临的重要任务之一。为此，身体的免疫细胞、免疫抗体的唤醒、增敏、发挥作用，也是一系列内在调整机制必须解决的问题。

皮肤在进化的过程中起源于外胚层，它与中枢神经系统有着比中胚层、内胚层更为密切的"亲缘关系"，因此，皮肤上密布着各种感受器，时刻与中枢神经系统保持着密切的联系，传出、传入的信号，让生命与环境保持着友好和谐的关系。但是，我们不能因此而把皮肤简单归结为中枢神经系统的附属品，不能说除了传递信号，皮肤对整体功能的协调就不重要了。

皮肤作为机械屏障，阻挡了很多化学、物理、生物的不良刺激，也吸收利用这些刺激中可以被利用的部分，为整体和谐做出必不可少的贡献。

可以毫不夸张地说，没有皮肤的保护作用，生命有机体将不复存在，内在的各种生命活动也将因此而停止。

◆皮肤的内外传导作用

人类是恒温动物，但是全身皮肤的温度分布不均匀，受皮肤内血循环和外界气温的影响。一般躯干比四肢温度高，近心端比远心端高，血循环较丰富的头、面及掌跖处皮温也较高，较低的是耳壳、鼻尖及指端。

内在生理和疾病的变化，也会反映在皮肤上，可以将望色作为诊断参考。心理状态也可以反映在皮肤上，所以说，皮肤也是一种心理器官。由于在胚胎发育上，皮肤与神经系统"同宗"，所以心理因素可波及皮肤。人在高兴时，会"喜形于色"；恐惧时，会"面如土色"；焦虑时会"愁眉苦脸"；羞愧时，会"面红耳赤"；盛怒时，会"怒发冲冠"。这些都是心理状态在皮肤上的表现。

皮肤经常会受到划伤、刮伤和擦伤，必须进行自我修复。有些是不留伤痕、疤痕的，有些则难免会留下损伤的痕迹。人类在探索疾病诊治的过程之中，产生了很多"可控的人为损伤"，中医称为"内病外治"方法。也就是说，在一定限度之内，不留损伤痕迹的刺激，使人体在治疗疾病、提高应激能力方面获得了很多益处。

一般的情况是，有些作用在皮肤上的刺激，可以影响表皮细胞的代谢变化，也可以使皮肤血管收缩、扩张，使汗腺、皮脂腺分泌。立毛肌收缩甚至可以刺激角质形成和细胞增殖等，诱发或加重紧张、焦虑等内在情绪的波动，也可引起机体应激反应，甚至发生内分泌功能失调，促进血管壁或组织细胞释放缓激肽、组胺等介质，并进一步作用于靶组织，引起一系列内在反应。

◆河图、洛书，"内生外成"

河图是一部无字天书，它用九个数字的五个组合，说明天地万物生成的道理，在东西南北、春夏秋冬的环境下，万物都可以自然生成，并且是一个"并生而不相害"的整体和谐状态。

生成万物的条件是天地阴阳，是物质存在、时空条件，也是生命不可缺少的因素。这些条件都可以用数字进行表达。也就是"天一生水，地六成之；地二生火，天七成之；天三生木，地八成之；地四生金，天九成之；天五生土"。

关于生命的起源，有很多假说，毫无疑问的是，只有圈起来，才能形成生命与非生命的界线，才能有"内外有别"的内环境。生命"内外有别"是很必要的，没有一个圈（细胞膜），就不能提供生命活动的内在稳定环境，不能保障生命物质的复制，也不能有序遗传，无法保证种群的延续和进化。

圈起来，可以做到"内外有别"，这只是一个方面。另外还必须"内外相关"，否则就不能与环境交换物质，不能吐故纳新、新陈代谢。很多物质，是不能随意出入细胞的，细胞膜不是简单的"隔离膜"，而是布满了活性蛋白、载体、离子通道等复杂结构，可以做到有选择地内外交流，有序生成、成长和调节。

最简单的"生命圈模型"，是河图，它由五组数字组成，围成一个整体，具有天地阴阳、时空一体、有生有成的特点，并且"内外相关"，升降出入，变动不居。

◆ 施治于外，"神应于中"

《素问》中说："根于中者，命曰神机，神去则机息；根于外者，命曰气立，气止则化绝。故各有制，各有胜，各有生，各有成。"又说："出入废，则神机化灭；升降息，则气立孤危。故非出入，则无以生、长、壮、老、已；非升降，则无以生、长、化、收、藏。故器者，生化之宇，器散则分之，生化息矣。故无不出入，无不升降。"这里面有大智慧，是中医诊治疾病，养生保健的奥妙所在。

当前癌症高发，病人即使做了手术，也容易复发。就应该从改变产生癌的环境入手，让癌没有生存的空间，才是防止癌症复发、转移、恶化的根本措施。类似的病例，中医的方法也是非常可取的，它不是手术、放疗、化疗，没有明显的不良反应，对身体不造成损害。

癌症，是生命过程严重无序化的表现，要纠正这种无序，回归生命大道，必须顺应天地阴阳，回归升降出入、内外相关的有序运动。河图、洛书就是不能违背的根本规律。河图是以象谓之，但不是简单的象。象背后有数，有天道，有神机。手机中毒，程序混乱，需要重新启动，生命程序混乱了，如何重新启动？能离开河图、洛书的规律吗？

内外相关，内病外治是中医的特色，由来已久。

扁鹊救治虢太子的时候说，"尸厥"病的道理，与人体血脉循行、阴阳升降有关系。因此，他说："凡此数事，皆五脏厥中之时暴作也。"也就是说，五脏气机逆乱，都有发生厥证的可能，不是哪一个脏腑所独有的。厥证发生的时候，可以影响全身的血脉，不论哪一个脏器先出现病变，五脏迟早都会受到影响，一旦爆发出来，就是危重病证。只有水平高的医生可以治好，而水平一般的医生则不能挽救患者的生命。

通过分析，我们看到虢太子尸厥的病理关键是阴阳失调，气血不能正常循环，影响到内在的脏腑，又使气血无法顺接，才出现四肢冰冷、意识丧失，像尸体一样躺在那里，所以叫"尸厥"，也就是昏迷状态。病人处于昏迷状态，这种情况即便发生在现在，也是十分危重的病情。在春秋时期，医疗技术低下，救治条件落后，就更加危险。

扁鹊带领子同、子明、子游、子仪、子越五位弟子，一起来到太子的病榻旁边，经过简单的诊察，立即取出治病的工具，大家一起忙了起来。扁鹊师徒采取的救治措施，是综合治疗，而且是先外治救急，然后才服汤药善后。外治的方法有很多，这是中医急救的特色。

司马迁说："扁鹊乃使弟子子阳厉针砥石，以取外三阳五会。有间，太子苏。乃使子豹为五分之熨，以八减之齐和煮之，以更熨两胁下。太子起坐。更适阴阳，但服汤二旬而复故。"

韩婴说："扁鹊入，砥针、厉石，取三阳五输，为光轩之灶，八拭之汤，子容药，子明灸，子游按摩，子仪反神，子越扶形，于是世子复生。"扁鹊首先用针刺的方法，一边进针，一边让弟子准备艾灸，紧接着吩咐煎煮汤药。子同在一旁捣药，子明忙着按穴位施灸法，子游顺着经络按摩，子仪复苏虢太子的神志，子越舒展虢太子的肢体。

中医救急的综合疗法，是根源于其独特的理论，通气血、调阴阳、和脏腑，只有这样的理论支撑，才能有这样的治疗方法。假如没有这样的理论为依据，这些针刺、艾灸、砭刺、按摩、热熨等治疗，就会成为"乱治"，还不如巫术。

中医讲求整体观，人与自然是一个整体，人的本身也是一个整体，表里如一，内外相关。内外相关主要表现为"外邪传内，内病外显，内病外治，外治内效；内病外传，外病内治，外治内效"等理论与学说，其中有着深刻的道理，也是中医与西医明显不同的地方。

中医的内病外治，历史悠久，经验丰富，反复验证过。

虢太子经过一番治疗，慢慢睁开了眼睛，他被眼前忙乱的

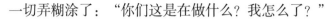

一切弄糊涂了："你们这是在做什么？我怎么了？"

扁鹊治疗虢太子、进行抢救的场面，首先提到针刺的部位"三阳五输"。"三阳"一般说的是三阳经，就是太阳、阳明、少阳，无论是手三阳经，还是足三阳经，都在头部汇合，因此称"头为诸阳之会"。"百会"穴在头顶，也是很重要的急救穴位。"五输"就是五个腧穴。经络的一个主要作用，就是输送气血。

从中我们不难看出，扁鹊急救的特点，首先是针刺。也就是说，扁鹊在治疗尸厥，或者在急救之时，重视针灸、阳经、五脏腧穴。这就是中医的"内病外治"方法。

所谓"五分之熨"，应该是一半剂量的"热熨"方法，"八减之剂"是十分之八，或者叫百分之八十的剂量。救治重病的人，不是剂量越大越好。大病之人，身体虚弱，经受不住大剂量的治疗，必须细心呵护，轻"拿"轻"放"，缓缓为之。

由此可以看出，急救时的外治法，是有限度的剂量，不是常规量，更不是超剂量使用平时的制剂标准。

"更熨两胁下"是交替着热熨胸胁部位。两胁是一个特殊的部位，腹部为阴，后背属阳，两胁出于阴、阳之间，是半阴半阳之地，也是阴阳交界的枢纽之地，是少阳胆经所过之地。在这个地方进行反复交替的热熨疗法，有可能把表里、阴阳之间的血脉打通，使气血、寒热、阴阳重新交流起来，和谐起来，从而有利于促使病人清醒并恢复健康。

韩婴提到扁鹊的弟子协助救治虢太子，其措施有"按摩""扶形"等，这些古老的治疗方法，与今天盛行的按摩、整脊等有某些相似之处。"反神"就是"返神"，类似民间流行的"叫魂"，是让处于昏迷不醒的人恢复意识的方法。有不少报道，亲人呼唤可以唤醒植物人；在重大灾害急救的时候，也常听人呼唤被救者的名字，让他坚持住。弥留之际的人，听到熟悉的人的声音，或者救援者的声音，有可能重新整合和凝聚生命的力量，使自己获得重生的希望。

中医外治法历史悠久，方法丰富，适用的范围很广，未来发展的空间很大。这是因为中医有独特的理论支撑，不仅仅是透皮吸收，而是依托脏腑、经络构建了"内外相关""内病外治"的学术理念，因此才会有了一般人难以想象的神奇疗效。

熏蒸洗浴，健身强体

"汗蒸"是一种现在很时髦的保健方法，其实它的起源很早，并且在治疗外感病不出汗方面有独特的作用。

《素问·热论》治疗发热类疾病，主张三日之前用汗法、三日之后用泻法治疗，并且有"体若燔炭，汗出而散"的规律性总结。一般说来，发热的病人，汗出之后，体温逐渐下降，"脉静身凉"，病情就缓解、痊愈了。假如不出汗，体温就难下降，或者汗出之后体温再度上升，就是病情加重。

唐代王焘《外台秘要》卷一记载说："陈廪丘云：或问得病连服汤药发汗，汗不出如之何？答曰：《医经》云：连发汗，汗不出者，死。吾思可蒸之，如蒸中风法，蒸湿之气于外迎之，不得不汗出也。后以问张苗，苗云：曾有人作事疲极，汗出卧单簟，中冷得病，但苦寒蜷，诸医与丸、散、汤，四日之内凡八发汗，汗不出。苗令烧地，布桃叶蒸之，即得大汗，于被中就粉敷身极燥，乃起便愈。后数以此发汗，汗皆出也。人性自有难使汗出者，非但病使其然，蒸之无不汗出也。"

这则历史记载说，伤寒病在表，应该发汗退热。假如汗不出，是伤寒中之难症，古人认为是死症。东晋名医陈廪丘引经据典，认为发不出汗来，的确是一个难治之症，他怕自己经验不足，而求教于另一位名医张苗，打算用蒸汗的方法进行治疗，并且说"蒸汗"在中风病的治疗中，已经有成功的经验。

张苗告诉陈凛丘，自己的确有这方面的经验，所用的方法也很有讲究，是用火在地上烧灼，温度很高之后，铺上桃叶，人躺在桃叶上，加盖厚被，这样一来就蒸出汗来。然后在被子里不出来，用爽身粉涂抹全身，发汗而不伤正，较好地解决了这一难题。张苗使用这一方法，屡屡奏效。

经张苗创用的桃叶蒸汗法，很快流传开来，名医阮河南再进一步改进，增加了蚕砂之类的药物；支法存又改为桃叶汤熏身法；后世徐文伯用之治疗范云的伤寒，都有很好的效果。

据介绍，熏蒸疗法在南方民族医中应用广泛，虽其称谓和具体操作方法不尽相同，但苗族、土家族、布依族、仡佬族、水族医中有关熏蒸疗法的作用机理、称谓和具体操作方法，都大同小异。

熏蒸疗法属中医外治法。广义的熏蒸疗法，包括烧烟熏、蒸气熏和药物熏蒸等。狭义的熏蒸，就是药物熏蒸，指在中药煎煮或燃烧时，趁热行药气熏疗，或配合洗浴。

熏蒸疗法可分为熏法和蒸法。"熏法"是利用药物的气味，作用于人体达到治病目的，也有"闻吸疗法"之称。"蒸法"是利用一定温度的药物蒸气作用于人体以达到治病的目的，与药物洗浴是一个原理。现代的熏蒸疗法，又被称为"中药气雾透皮疗法"，往往利用一定设备产生足够的药物蒸气，以便发挥发汗解表、散寒止痛、活血通脉等功效，其理法方药与内治疗法大致相同。

熏蒸疗法在历史上很常见。马王堆汉墓出土的《五十二病方》，其中记载了用熏蒸法治疗痔瘘、烧伤、毒虫咬伤等多种病证，仅痔瘘的熏蒸治疗就分直接熏、埋席下熏、置器皿熏、地下挖洞燔药坐熏等多种。当时还出现了专用设备，用熏洗器治疗小腿外伤、烧伤久致溃疮者。首先煮汤药，放置到一个比较大的容器里，内置滚动踏板，患者置足于药汤中熏洗时，足踩踏板，可随意滚动踏板，这是对熏洗外用器械的最早记载。

据学者统计，在中医文献中有"熏法""蒸法""熏蒸""蒸气""气浴""洗"等的记载。在利用药气保健的方法之中，有"佩戴""熏蒸""药浴""药佩""药枕""兜肚""熨""筒蒸""滚烫""药物洗浴"等多种方法的记载。虽名称不同，内涵也有所差别，但其核心的治疗机理却有共同之处，都是利用药物的挥发之气，通过机体的呼吸吸入，或通过药物煎煮、燃烧后所产生的蒸汽、烟雾来蒸、熏机体，同时包括用药液来洗浴肌肤和患处，从而达到预防、治疗疾病的外治方法。因此，"熏蒸疗法"是包含上述治疗机理的各种加热之后的外用药疗法，并且是不按经络腧穴的用药方法。

《灵枢·五癃津液别》讨论人体水液代谢的问题，黄帝问岐伯，人为什么夏天爱出汗，冬天无汗而尿多？岐伯根据自己的医学研究，回答了这个问题。

"黄帝问于岐伯曰：水谷入于口，输于肠胃，其液别为五，天寒衣薄，则为尿与气，天热衣厚则为汗，悲哀气并则为泣，中热胃缓则为唾。邪气内逆，则气为之闭塞而不行，不行则为水胀，余知其然也，不知其何由生？愿闻其道。"

　　黄帝提的问题很有水平，而且牵涉到整个身体水液代谢的平衡。人体水液的来源只有一个途径，就是饮食之中的水分，而"出口"却有好几个，不仅汗液、尿液来源于水谷精微，鼻涕、眼泪、唾液也是从水谷精微而来的，如果出入不平衡，滞留于体内，就会出现腹部胀满，导致一系列的水液代谢平衡问题，其背后一定有着深刻的道理。岐伯的回答，不仅涉及现象，更重要的是用他自己的理论进行了概括。

　　"岐伯曰：水谷皆入于口，其味有五，各注其海。津液各走其道，故上焦出气，以温肌肉，充皮肤，为津，其留而不行者为液。天暑衣厚则腠理开，故汗出，寒留于分肉之间，聚沫则为痛。"

　　岐伯的回答，首先是和五脏相联系——五味归五脏。水液在体内虽然可以混称，但是按照阴阳分类，可以将清稀的部分称为"津"，将浊稠的部分称为"液"。津液在体内代谢，与周围环境、天时、气温都有着密切的关系。天气热的时候，衣服稍微厚一些，就容易汗流浃背。这时候毛孔开泄，贪凉喜冷，就很容易感受外来的风寒，贪凉喜冷，寒气进入肌肤，留于分肉之间，影响气血的运行，就会出现身体疼痛。这个时候发汗治疗，就能外散邪气，使气血重新畅通，这就是"汗出而散"的治病原理，也是汗蒸之所以有效的内在原因。

　　岐伯说："天寒则腠理闭，气涩不行，水下流于膀胱，则为尿与气。"天气寒冷之后，水液不能向外蒸发，转而向内，顺着三焦水道下行膀胱，就变成了尿液。在上部的水液，也可以通过呼吸，出于体外。这个运动方式的改变，有肺、脾、肾三脏参与其间，而且还要借道三焦水道，升降出入的道路发生变化。

因此说，汗蒸的道理与冬泳的道理完全相反。如果说汗蒸是为了出汗，那么冬泳就是为了增加尿液。

汗蒸的现代机理是通过高温使人体毛孔扩张，促进血液循环，排出汗水和积聚在体内的毒素，还能够减轻关节炎、肠胃病、慢性支气管炎等症状，而且有美容作用，可使皮肤光滑及帮助减肥。

一般人汗蒸的频率也不能太高，一周一次即可。汗蒸的时间也不能太长，否则毛孔扩张，失去弹性，会致使机体怕风怕凉。高温出汗导致体液大量流失，导致电解质紊乱，加重心肺负担，还会对男性生殖系统造成伤害。

此外，汗蒸要根据人的体质决定，不是所有的人都适合汗蒸。因为汗蒸的过程也是人体内部剧烈运动的过程，这种运动极易让严重心血管疾病的患者出现意外情况，所以也建议患有严重疾病的患者或者身体虚弱的人尽量不汗蒸。

足浴也是一种很好的养生健身方法，也可以治疗一些疾病。足浴是中医外治法的一种，足浴疗法的历史源远流长。《灵枢·阴阳系日月》中说："足之十二经脉，以应十二月。"

以十二地支代表十二月，它们的配合及与足部十二经脉的相应关系是这样的：正月在地支上配寅，称为"正月建寅"，此时为阳气初生，主左足的少阳经；六月未，主右足的少阳经；二月卯，主左足的太阳经；五月午，主右足的太阳经。三月辰，主左足的阳明经；四月巳，主右足的阳明经。三、四月间，是自然界阳气旺盛的阶段，它的前面和后面是分别主少阳和太阳的正月、二月，以及五月、六月，因此三月、四月夹在两阳的中间，而为两阳合明，所以叫作"阳明"。七月申，自然界阴气渐生，主右足的少阴经；十二月丑，主左足的少阴经；八月酉，主右足的太阴经；十一月子，主左足的太阴经；九月戌，主右足的厥阴经；十月亥，主左足的厥阴经。因七月、八月与十一月、十二月分主少阴、太阴经，九月、十月夹在中间为阴气交会的时间，所以称为"厥阴"。

古人研究人体，也要有一个标准体位，这就是"坐北朝南"。这种思想根源于"贵阳而贱阴"，打了败仗后无论往哪里跑，都属于"败北"，也就是由阳转阴、由生转死的意思。当一个人"面南背北"，处于标准体位的时候，日生东方，逐渐由西方"入地"。这就形成了左为阳、右为阴的格局。每个月的月初，月亮最先见于西南方，逐渐过渡到满月的时候月亮从东方出来，所以古人说："阳生于左，阴生于右。"所以，《灵枢·阴阳系日月》中说："寅者，正月之生阳也，主左足之少阳""申者，七月之生阴也，主右足之少阴。"

《灵枢·阴阳系明》中说："正月、二月、三月，人气在左，无刺左足之阳；四月、五月、六月，人气在右，无刺右足之阳；七月、八月、九月，人气在右，无刺右足之阴；十月、十一月、十二月，人气在左，无刺左足之阴。"这是作者对于足疗的认识，当然这个足疗主要是针刺。

现在的足浴和足疗都源于古人对经脉循行的认识，中医认为诸阳起于四末，阳气虚损的时候，手、足容易发凉，足浴和足疗可以减轻这些症状，有辅助阳气的作用。

宋代苏东坡说："热浴足法，其效初不甚觉，但积累百余日，功用不可量，比之服药，其效百倍。"又在诗中写道："它人劝我洗足眠，倒床不复闻钟鼓。"

陆游也很赞赏足浴，他说："洗脚上床真一快，稚孙渐长解浇汤。"由此可见陆游洗脚用的是热水。

可见，足浴在养生保健历史中占有重要的地位。现在流行的一句养生俗语说："晨起皮包水，睡前水包皮，健康又长寿，百岁不称奇。"足浴保健，因其简便易行、效果显著，在今天更是蔚然成风。

近年来，足浴保健在大江南北广泛流传，但随着足浴屋自身的不规范和更多的人从省时、方便、经济、卫生的角度考虑，纷纷自己购买家用足浴盆，在家自行保健，足浴走进家庭化时代，并逐步成为人们（尤其是中老年人）家庭自我治疗和保健的重要措施。

足浴保健疗法分为普通热水足浴疗法和足药浴疗法。可通过水的温热作用，以及借助药物蒸气和药液熏洗的治疗作用，起到疏通腠理、散风除湿、透达筋骨、理气和血的作用，从而达到增强体质、改善睡眠、消除疲劳、消除亚健康状态、增强人体抵抗力等一系列保健功效。

中医学认为，人体五脏六腑在脚上都有相应的投影，脚部是足三阴经的起始点，又是足三阳经的终止点，踝关节以下就有六十多个穴位。如果经常用热水泡脚，便能刺激足部穴位、促进血脉运行、调理脏腑，从而达到强身健体、祛除病邪、降压疗疾等的目的。足浴时，水的温度保持在40℃左右，太高太低都不好；水量以能没过脚踝为好，双脚放于热水中浸泡5～10分钟，然后用手按摩脚心。

临床观察发现，采用中药泡脚治疗高血压病，可有效防止药物的不良反应，且效果较好。由于高血压病患者需要长期服药，要减少药物对人体的刺激，因此一般采用外用中药法效果比较好。

足浴如果结合足疗按摩，就会有更好的保健作用。按照人体全息理论，舌诊、脉诊、耳诊、眼诊、面诊等都可以反映全身的健康状况。因此，足部也可以反映全身的健康情况，治疗全身的疾病。

足疗按摩共有五个大反射区，分别为腹部、脾脏、肾脏、输尿管、膀胱。足部按摩一般先从左脚开始，按摩3遍肾、输尿管、膀胱反射区，再按脚底、脚内侧、脚外侧、脚背。在按摩时，关键是要找准敏感点，这样不需要用多大力度，被按摩处就会感到酸痛，才会有疗效。

按摩力度的大小是取得疗效的重要因素，力度过小则无效果，反之则无法忍受，所以要适度、均匀。所谓"适度"，是指以按摩处有酸痛感，即"得气"为原则。而所谓"均匀"，是指按摩力量要渐渐渗入、缓缓抬起，并有一定的节奏，不可忽快忽慢，时轻时重。

在进行按摩治疗时，要根据患者的病种、症情及其体质，掌握好按摩时间，一般对单一反射区的按摩时间为3～5分钟，但对肾、输尿管、膀胱反射区则需按摩到5分钟，以加强泌尿系统的功能，从而把体内的有毒物质排出体外。总按摩时间应控制在30~45分钟。

足底反射区的分布是将人体整体缩小并投影到足部，是局部反映整体的一种表现。当人体脏腑、器官发生病理改变时，会在双足对应的反射区产生压痛，那么这个部位即为病理反射区，在治疗的时候就将这些反射区作为重点。在进行足底按摩的时候，可以用拇指的螺纹面、食指和中指的指间关节对反射区进行按揉、点压，也可以使用一些光滑的塑料棒刺激反射区。足底按摩一般以压痛反应比较强的部位为治疗重点，按照先左足，后右足；先主要区域，再次要区域的顺序进行治疗。

人的脚上有六十多个反射点，与人体的主要脏器相对应。按摩力道并非越大越好，有些人误以为越痛就越有效，故而强忍疼痛，反而会导致足部损伤。受过专业训练的按摩师推拿手法得当，就可以取得应有的效果。反之，则会带来许多弊端。

《灵枢·脉度》："督脉、任脉，各四尺五寸……此气之大经隧也。"说明任脉和督脉是气血运行的大通道，具有不同寻常的作用。在生理情况下，任脉调节内脏的阴精、气血，提供精微物质，渗灌四肢百骸，滋润全身。督脉总管各个阳经的阳气，负责温暖身体，抗击邪气；在病理情况下，任脉、督脉负责传导信息，协调全身脏腑机能，调动阴精、阳气以抗击外邪的侵犯，恢复机体本来的功能，是中医临床非常重要的诊治部位。

中西医并重，会师在亚健康领域

"亚健康"是介于健康和疾病之间的一种状态。"亚健康"这一名称的来源，与世界卫生组织关于健康的概念有关："健康不仅仅是没有疾病或虚弱表现，而且要具有完好的身体素质、精神健全和和谐的社会关系。""健康"概念的来源，甚至世界卫生组织的创立，都与中国的作用与影响密不可分。

在70年前，施思明博士作为宋子文的秘书，出席了联合国成立大会，他倡议并和巴西的代表一起推动成立了世界卫生组织，并且给"健康"下了定义，这是中国人为世界健康事业做出的贡献。然而，一百多年以来，不断开展疾病精细化诊断的研究，微观认识和仪器检查得到迅速发展，这就导致了诊治模式的转化，逐渐把依靠四诊的中医边缘化了，使国家倡导的"中西医并重"的卫生方针得不到应有的贯彻，中医学术特色不断淡化，严重影响了中医作用的发挥。而亚健康学术研究的繁荣，将为中西医团结合作，以及中医学术的振兴，带来巨大的推动力量。

◆疾病模式绑架世界经济

1948年世界卫生组织成立时，人类所能够认识到的疾病，主要是传染病、体内脏器损伤和各种病灶所形成的疾病，而原位癌、动脉硬化、高脂血症、高黏血症等很多现在能检查出来的疾病，那时还没有能力认识到，器官移植、血液透析也没有能力开展。随着分子生物学研究的不断深入，原来很多不被当作病的"异常结果"被检查出来，而且基因芯片技术的推广使用，又进一步把DNA测序存在的"隐患"，以及细胞因子表达的高、低都纳入疾病诊治的范围。当一个人进入老年之后，如果从头到脚细致地检查一遍，很多并没有进入临床状态的"潜在疾病"都会被检查出来。"有病人群"迅速扩大，医药费用成倍增长，GDP世界第一的美国，也不敢保障全民都享有医疗保险。

医疗支出用了那么多的资金，主要是用于吃药和做手术。那么，吃药、做手术就能让人获得健康吗？各种检测报告，它们是疾病的原因，还是疾病的结果？长寿老人有多少是靠吃药片、做手术获得的？谁是健康的主宰？如果说这些问题难以回答，我们可以换一个角度看问题。

谁是医学发展的原始动力？谁是吃药、做手术医疗模式的最大受益者？很多人以为是医生，这是错误的。在现在的条件下，医生发明不了西药片，医生也发明不了检查设备、手术设备，他们只是使用者，就好像司机发明不了汽车一样，医生只是实现吃药、做手术的最后一个环节。

◆疾病模式迫使中西医越走越远

中医与西医是完全不同的学术体系，在疾病的定义上也有很大的区别。中、西医的区别，属于不同学术方法的区别，两者可以优势互补、相得益彰，而不应该是不同领域的利益之争。但是，在世界经济一体化的大背景之下，中、西医学术之争的背后，就凸显出国家利益的不同。

有学者举例说，对于感冒发热初起，中医最简单的方法就是用姜汤发汗，西医则是用解热镇痛的方法。中医的诊治方法，可谓简单易行，几乎不花钱。而西医的解热镇痛药则每年销售额在几十亿元以上。现在是商品经济时代，整个西药体系恐怕都希望大家用西药而不用姜汤。二者的效果差不多，但是原理不一样，都是用各自的理论指导实践。排斥姜汤，选择西药，表面上看是西药有抗病毒的科学依据，但其根源就是西药可以带来巨额利润，研究姜汤谁给钱？

那么，用姜汤治病的中医，他们的理论依据是什么呢？

中医认为，人是天地所生之人，每个人要想获得健康，就必须顺应天地四时气候的变化，"春夏养阳，秋冬养阴"，一旦养生不谨，外受风寒，内伤生冷，过度疲劳，正气下降，就可能伤风感冒。感冒初起，属于风寒在表，毛窍闭塞，就会使人恶寒发热、身体酸楚、头痛不适，这个时候就应该鼓舞阳气、祛风散寒，即使有发热恶寒的情况，喝了姜汤或者葱姜汤，让人阳气外发舒展，风寒随着微微的汗出而消散，感冒也就痊愈了。

当然，中医治疗疾病使用的术语"疏风解表，宣散风寒"，如果要用西医的理论来解释，那就复杂了。首先需要证明病人的感冒是因为何种病毒侵犯？姜汤里哪一种成分有抗病毒作用？含量是多少？是如何吸收的？如何代谢的？到底影响了哪些器官、哪些组织？这些数据不是随意得出的，需要严谨的动物试验之后，才能猜测出一个"大约如此"。要想开发出成药来，就需要分别提取成分，进行临床试验，有了结果，再进工厂生产。

其实，试验的过程，往往只考虑某种成分抗病毒的作用，而忽略了人体自身在病毒侵犯时的抗病反应。发热就是抗病反应，而不是病毒本身。中医诊治感冒或者治疗疾病，都是既注意抗击邪气，也不忘扶助正气。即使是日常吃的东西，每一种食物，除了具有营养成分之外，还有寒、热、温、凉的四气，辛、苦、甘、酸、咸的五味，因此食物也具有调整身体状态的作用。所以，中医针对不同的感冒情况，可以配伍不同的食物、中药，或者针灸、拔罐、按摩、推拿、熏蒸、药浴、打太极拳、练五禽戏等，这些都是中医治疗感冒的常用方法。

然而，一百年以来，中医诊治疾病的理论和方法，被认为是"不科学"的，理由是中医说不出这个感冒是什么病毒感染，也证明不了中药的哪一个成分有效。所以，姜汤登不上医学学术杂志的大雅之堂，《感冒诊疗指南》里也就只有西药抗病毒药物，而不可能有姜汤。

在大多数的疾病问题上，中西医的观点都难以达成共识。中医说，人是形神一体之人，心主神明，精神支配形体。养生首先是养心，治病首先是治神，神是整个生命活力的体现。治病的各种措施，都离不开调动患者的积极性。西医说，脑主神明，心只是一个循环泵，与精神无关。精神因素可能起作用，但不是疾病的主要原因；治病需要分子靶点用药，精神不宁需要镇静药，或者服用兴奋剂；研发药物、观测治疗效果，首先要排除主观心理因素的作用。

◆回归健康，告别亚健康

在疾病诊治的问题上，中西医争论不休，已经有百年以上的历史。那么，中、西医就没有可以坐在一起讨论的话题吗？当然不是。

中西医能够坐在一起，共同的话题就是：关注人们的健康。以及如何告别亚健康？用什么方法保护健康？

1948年《世界卫生组织宪章》关于健康的概念是："健康不仅仅是没有疾病或虚弱表现，而且要具有完好的身体素质、精神健全和和谐的社会关系。"

中华民族对于健康的追求，有着久远的历史，有成功的经验，也有失败的教训，值得大家思考，也值得大家借鉴。

《易经》中说："天行健，君子以自强不息。"这就是说，一个健康的人，他有着矫捷的身体，他的运动就像天上的太阳一样，东升西落，矫健有利，动作有序。

人不能只是运动而不休息，"自强不息"只是一个愿望，休息首先是心境的安详，因此"息"字用"心"做底，强调的是自我内心的宁静。健康的"康"字，就是一个不同寻常的字，它的偏旁"广"就是指宽大的建筑，《说文》所谓"有殿无墙"才叫广，府库店庙都是高大的房屋，人在这样的居住条件之下，才有"康宁""康泰""康乐""安康""小康"的感觉。

因此，古人关于"健康"的概念，既包含了动与静，也包含了身体与精神的双重含义。古人追求"健康"，一个是"天行健，君子以自强不息"的运动，一个是"地势坤，君子以厚德载物"的康宁。这与世界卫生组织关于"健康"的定义完全一致。

亚健康就是达不到健康的标准，在身体上不能"天行健"的运动，在心理上没有"厚德载物"的康宁。

运用各种治疗疾病、养生保健的措施，让人体告别亚健康，达到健康的境界，是医学的重要任务，也是历代执政者的责任。《汉书·艺文志》中说："方技者，皆生生之具，王官之一守也。"也就是说，医学技术是用来帮助人体获得健康长寿的工具，是执政者的一项职责。

医学步入了现代，在传染病基本被控制，慢性代谢性疾病对人类的威胁逐年上升的时候，世界卫生组织更加关注医学模式的转化和维护人类健康在医学目的之中的重要性。因此，在1996年《迎接21世纪挑战》的报告中明确指出："21世纪的医学，不应继续以疾病为主要研究对象，而应以人类健康作为医学研究的主要方向。"这表明，世界医学的发展重心，已经从"治病"向"防病"、保健康的方向转移。

◆中西医可以在"亚健康"的阵地上会师

20世纪80年代中期，苏联N.布赫曼教授通过研究发现，除了健康状态和疾病状态之外，人体还存在着一种非健康非患病的中间状态，称为"第三状态"，也称为"灰色状态"，这一发现随后被许多学者的研究所证实。

1996年，我国医学工作者翻译出版了世界卫生组织的《疾病和有关健康问题的国际统计分类》，其中单独列出了一章，叫作"和健康有关的相关问题"，列举了人体无明确疾病却有种种不适的症状。为了改善这类人的健康状况，美国创立了生活方式医院，日本也建有生活习惯医院。青岛大学医学院王育学教授受到启发，为了更准确地对这部分人群进行定位和调研，就在20世纪末提出了"亚健康"这一名称，很快赢得了国内同道的赞赏，被广泛传播和接受。

对于上述观点，不同的人有不同的解读。

假如按照"疾病医学"可以诊断的病名来说，一个人很难被确定为没有病。因为脱发、龋齿、雀斑、近视、脚气、寻常疣等都算是病，世界上没有病的人可以说是少之又少的，"市场医学"以药养医的模式还用各种化验指标，把大量的毫无自觉症状的人判定为"现役的病人""预备役的病人"，从头到脚精细检查的结果就是一个人可以同时有很多"找出来的病"。所以说，"没有病"是一个非常难达到的"境界"，精细体检成就了"一人多病"，绝对不是亚健康人数如此众多。也就是说，各种调查发布的亚健康数据，不是按照"有病灶"统计的，而是按照人体整体生理状态受影响的情况确定的。

中医认为，疾病首先是人心里的苦恼，无论是形体疾病，还是精神的痛苦，只有影响到人体的生存状态，才能叫疾病，而不是靠仪器检查结果确定人有没有疾病。整体状态受到了影响，使人无法达到精神健全、和谐社会关系的健康状态，无论形体是否有病灶，都属于不健康。由病灶造成的这种整体状态，叫"疾病"；没有病灶直接造成的这种状态，就是亚健康状态。亚健康状态因为有明显的不舒适，所以"不健康"，中医可以通过四诊发现它，通过辨证论治改变它，因此，在亚健康的领域里，中医可以大有作为。

司马迁在《史记》里，记载中医学的宗师扁鹊的话说："人之病，病疾多；医之病，病道少。"这里的病，都是担心、忧患的意思。自古以来，中医对疾病的认识，首先是各种因素影响了人体的生活状态，所以才可以称为疾病。"无病呻吟""小病大养"都是古人所不取的生活态度。却病延年、健康长寿是古人追求的理想状态。

"亚健康"概念的提出，可以让西医更加关注人的主观感受，对仪器检查结果在健康方面的意义重新审视，关注仪器难以发现的不健康问题，看到药物和手术之外有利于健康的养生保健方法。亚健康可以让中医辨证论治的方法得到最大限度的发挥，使个体化养生保健的特色登上学术殿堂，使中医事业的发展借助于产业化道路的途径。

在疾病诊治方面中、西医的不同观念，在亚健康的领域里逐渐走到一起，互相交流，协同合作，一起促进人类健康，也可以更好地贯彻我国卫生体制"一体两翼"的方针。

◆亚健康系列教材推动研究深化

"健康"概念由我国学者首倡，被记载于《世界卫生组织宪章》之中，成了全世界的"共识"；"亚健康"的概念也由我国专家最先提出，并且得到人们的普遍认同，相继开展了广泛、深入的研究工作。

2004年，国家中医药管理局人事劳动与政策法规司正式对"中医学亚健康标准研究"课题立项，并委托中华中医药学会负责该项目。中华中医药学会于当年成立了"亚健康分会"，并且成立了专门的课题组织和《亚健康中医临床指南》起草小组。国家科技部从2006年开始，先后设立了"863"和"十一五"支撑计划，资助有关亚健康课题的研究，如"十一五"支撑计划项目中"亚健康的概念与范畴的研究""亚健康量表及评价指标体系研究""疲劳性亚健康中医药干预效果的评价及其方法学的研究""疼痛性亚健康中医药干预效果的评价""睡眠性疲劳亚健康的中医药干预效果评价""疲劳性亚健康的药膳干预研究""亚健康中医证候辨识的研究"等。另外，孙涛教授牵头承担了世界卫生组织课题"中医药'上工治未病'工程项目以及中医药对亚健康防治干预研究"。当然，还有众多专家承担的各类亚健康研究课题，难以一一列举。

2007年，由孙涛和王天芳、武留信教授共同主编的《亚健康学》出版发行。该书将亚健康定义为人体处于健康和疾病之间的一种低质状态，表现为活力降低、功能和适应能力减退的症状，但不符合现有疾病分类中的疾病诊断标准。

2008年，中华中医药学会发布了《亚健康中医临床指南》，并于2008年1月面向广大亚健康人群、普通读者与一般医务工作者着手编纂并出版了《亚健康专业系列教材》，共十几个分册，以期进一步推动亚健康学术系统化和规范化，促进亚健康知识的推广普及。

孙涛教授指出，加快培养一批中医基本功扎实、掌握中医养生康复知识和技能的专业骨干，大力发展职业技能教育，加大技能应用型人才的培养力度，为各类型亚健康服务机构输送大批专业技能扎实的优秀人才，以满足社会对中医药防治亚健康的期待，是当前一项重要的工作。"产学互动，可以促进亚健康学术研究持续发展"。

社区卫生服务中心不仅应该成为健康教育中心和慢性病防治中心，还应该成为亚健康服务的平台，中医药知识将随着亚健康知识的普及，走进千家万户。

提倡治未病，落实在养生

中西医并重是我国卫生体制的特色，在国家预防保健体系建设之中充分发挥中医药的作用，既关系到人民大众的身心健康，也是突显我国卫生领域原始创新能力、保障国家经济快速发展软实力、构建和谐社会必不可少的一个环节。

2023年国务院办公厅发布的《中医药振兴发展重大工程实施方案》对于中医治未病能力建设，提出了具体的措施，结合实施健康中国行动，通过实施区域中医治未病中心试点建设和重点人群中医药健康促进项目，总结探索中医治未病理念融入健康维护和疾病防治全过程的方式，形成可推广的中医治未病健康工程升级模式。

计划推动若干地级市开展区域中医治未病中心试点建设，探索相关政策机制，推广适宜技术，普及健康知识，进一步带动提升区域中医治未病服务能力。实施重点人群中医药健康促进项目，开展中医适宜技术防控儿童青少年近视试点、妇幼健康中医适宜技术推广试点。加大支持力度，积极探索发挥中医治未病价值作用的政策机制。区域中医治未病中心建设试点城市和重点人群中医药健康促进项目单位要创新思路，探索积累有益经验。

因此可以看出，2007年国家启动"治未病"工程以来，逐渐形成了促进中医药事业发展的一项政策。

◆治未病思想是对健康管理的总概括

《素问·四气调神大论》中说："圣人不治已病，治未病；不治已乱，治未乱。夫病已成而后药之，乱已成而后治之，譬犹渴而穿井，斗而铸锥，不亦晚乎？""治"就是治理，不局限于治疗。因此，这里讲的"治未病"，就是中医的"健康管理学"。其中既有理论指导，也有确实可行、行之有效的各种具体措施。

人类的健康问题，牵涉到生活的方方面面，是一个很复杂的问题，中医具有解决复杂问题的大智慧。这是因为中医吸收了中华文化的精华，善于从"生成论"的观点看问题。

世界是整体生成的，人也是整体、自然生成的。人从出生到成年，整个一生每时每刻都离不开自然环境，都要与天地万物互相交换物质、能量、信息，因此，中医的整体观不是局限于身体皮肤之内的整体性，而是把人放到整个大自然、整个社会之中去认识，去把握生命的本质，与万物融为一个整体。

在几千年的发展过程中，中医学浸透了传统文化的精华，比如《易经》中"天行健，君子以自强不息"的人生态度、孔子重视气血、老子恬淡虚无的养生之道、孟子善养浩然之气、荀子重视音乐养生、庄子的逍遥和乐观等，都体现了中华文化重视生命、善于养生的精神。

中医药就是在这样复杂的历史环境里，不断提炼自己的学术理论，向世界贡献了独特的生命健康管理学。《素问·上古天真论》告诉人们，正确的人生态度是"法于阴阳，和于术数，食饮有节，起居有常，不妄作劳，故能形与神俱，而尽终其天年，度百岁乃去"。所谓"法于阴阳"就是顺应自然变化，与环境融为一体，一方面内养正气，另一方面外避邪风，还要按照正确的养生保健方法，坚持锻炼，饮食有节，不透支体力，正确的生活方式，可以让人健康长寿达到百岁。

世界卫生组织的调查数据显示，影响健康的诸多因素之中，生活方式占有非常大的比重。真正健康者，或患有疾病的人，都是少数，大部分人处于精、气、神不完满的亚健康状态。这些亚健康的人群，在生活中，有的逐渐恢复健康，有的变成了病人，更多的人长期处于亚健康状态，得不到恢复健康的帮助，处于一种较低的生活状态之中，需要进行调理，以便尽快告别亚健康。《素问·上古天真论》倡导的"志闲而少欲，心安而不惧，形劳而不倦，气从以顺，各从其欲，皆得所愿。故美其食，任其服，乐其俗，高下不相慕"，这样生活就有利于身体保持健康，有病之后也容易获得痊愈。

按照中医的观点，极限运动、竞技比赛不是健康的运动方式，熬夜狂欢、烟酒无度也不是正确的生活方式。快节奏的生活，充满竞争的工作环境，污染的空气、食物、水源……生活其中的人们更需要借助养生保健的理论与方法，才能获得健康，达到长寿的目的。

儒家追求"修身、齐家、治国、平天下"的大有作为，道家主张道法自然健康长寿的生活，佛家倡导慈悲为怀的处世态度，有作为、有爱心、能长寿，是人生的高境界。中医学充分吸收传统文化的精华，不断发展壮大，养生保健的理论与措施日渐丰富，影响了国人几千年的生活。中医药奉献给世界的原创理论，具有重要的现实指导意义。

如今，真正践行中医养生保健理论，取得良好效果的典范，应该是国家评选出来的几十位国医大师。他们在治病救人的繁忙工作之中，不但取得了骄人的业绩，事业成功，令人羡慕，而且健康长寿，到耄耋之年还在悬壶济世，或者带高徒传承中医药学术，把中医药的魅力展示给大众。他们是时代的骄傲，是大家学习的榜样。走近中医名师，学习中医经典，传承中医学术，已经成为青年中医们共同的心声。

◆动态健康观让人成为自己健康的主宰

中医认为，人体的健康与疾病是两种经常互相转化的状态，健康状态的维持需要大智慧，对疾病的诊疗要借助患者的密切配合。充分利用人体的自我康复能力，让人体保持精、气、神的完满状态，是中医学崇高的追求。

中医认为，导致人体发病的因素，既有自然因素，也有自身起居、饮食、精神方面的原因，并且这些发病因素既可以长久地影响人体，也可以是突发因素。人体能够克服内在与外在的不利因素，使身体一直处于动态的平衡、整体和谐之中，就是健康，否则就属于疾病，或者是亚健康状态。

在健康与疾病的动态变化之中，每个人都是自己健康的主宰，每个人都必须按照养生保健的要求去做，否则就容易损伤正气，导致疾病。

《素问·宣明五气》中说："久视伤血，久卧伤气，久坐伤肉，久立伤骨，久行伤筋，是谓五劳所伤。"不适当的运动，不仅可能伤筋动骨、损伤气血，而且可能伤及五脏，动摇健康的根本。运动的损伤往往是逐渐积累的，所以，不适当运动造成的损害多是慢性的。"饮食自倍，肠胃乃伤""膏粱之变，足生大疔"，不恰当的饮食对人体的伤害，也是慢性积累的过程。

损害健康的急性因素，除了突发的外来风、寒、暑、湿之邪及疫毒之气，还有内在的情志变化。《素问·举痛论》中说："百病生于气也，怒则气上，喜则气缓，悲则气消，恐则气下，寒则气收，炅则气泄，惊则气乱，劳则气耗，思则气结。"情绪的剧烈变化，会影响气血的运行，久而久之就会伤及脏腑。中医认为，人精神、情绪的调节，与内在脏腑功能有着密切的关系，是影响健康的重要因素，应该时刻注意。

中医说"病起于过用"，疾病就是人体表现出来的不舒服，它可以是症状，也可以是体征。医生的责任，就是帮助患者消除这些体征、症状。

这种用症状、体征命名疾病的方法，不是粗浅的认识，而是根据生成论的观点，辩证地看待疾病的"有"和"无"。有病来源于无病，不善于养生，不懂得保健，就容易得病，或者长期处于"精、气、神"不足的亚健康状态，而通过健康的生活方式、恰当的药物治疗，以及合适的针灸拔罐、按摩刮痧、养生锻炼调理，就可以帮助病人告别疾病、获得健康，因此处于经常的变动之中，而不是永久地停留在某些数据之下。

对于有形的病灶，中医也是立足于其"暂时性"和"可转化性"进行命名。比如，冠心病大约相当于中医说的"胸痹"，"痹"就是闭塞不通的意思。原本胸部的气血畅通，后来由于种种原因，如阳气不足及痰湿、瘀浊等邪气聚集，导致了气血运行的滞碍，形成了胸痹证。中医通过各种有针对性的治疗方法，使闭塞的气血重新通畅起来，就消除了胸痹证。中医说的癥瘕、积聚、痰核、瘰疬等有形病灶，也是依据这样的原理命名的。

由此可见，中医命名疾病是立足于疾病的暂时性、可转化性，为临床治疗提供理论依据，而不是像西医学那样依靠病灶、病理所做的"排他性"判断。这种动态的健康观、疾病观，一直指导着中医临床实践，它能够穿越几千年而仍然行之有效，说明它有着深刻的道理。

◆身体、心灵都健康是中医倡导的健康模式

《黄帝内经》中认为，人的精神是由各个脏腑功能和精微物质维持的，精神统帅身体。精神平和的外部表现，是内在脏腑功能和谐、精微物质充足的外在反映。只有"形与神俱"，懂得养生保健，像捧着一盆水那样"持满"，爱护身体，"春夏养阳，秋冬养阴"，才能不得病、少得病，而"尽终其天年"，达到长寿的境界。这个认识具有普遍的指导意义，与中华文化一脉相承。

中华文化很重要的特点，就是重视心灵的修养，强调德才

兼备，德在才先。治国也要从修身开始，修身的基础是"正心诚意，格物致知"，这些要求也是人体保持健康的重要因素。心理不健康的人，不仅难以成才，而且难以获得健康。

儒家的经典《中庸》中说："喜怒哀乐之未发，谓之中；发而皆中节，谓之和。中也者，天下之大本也；和也者，天下之达道也。致中和，天地位焉，万物育焉。"

古人认为，每个人都有喜怒哀乐，有时候不表现出来，是因为没有发生喜怒哀乐的条件。喜怒哀乐隐含在身体内部，情绪潜藏着就叫"中"，是不卑不亢的正常情绪，也是适中、和谐的表现。当有了外来的事情刺激，引起人体情绪变化的时候，根据不同的原因可以表现出不同的情绪：受表扬就欢喜，挨批评就郁闷，受打击就沮丧，听笑话就快乐，只要不过分，就都是正常反应的情绪，就是"和"，是和谐的情绪，也是健康的情绪。假如应该快乐的时候不快乐，应该悲哀的时候不悲哀，或者表现得太过分，就是病态，还可能会引起疾病。因此，《中庸》说，喜怒哀乐守中不发，是平常心，是治理天下的根本追求；喜怒哀乐表现得恰如其分，是万众和谐、社会治理有道的表现。让人民大众的喜怒哀乐，表现得恰如其分，这样就使整个社会井然有序，各行各业兴旺发达，是一个完美的境界。

前人把每个人的喜怒哀乐都看得如此重要，把它说成是天下的"大本"，是治理社会的"达道"，可见精神状态对于社会生活的重要性。这也是"以人为本"思想的古代表达方式。党中央十七届六中全会做出了《关于文化体制改革的决定》，其中指出："贫穷不是社会主义，精神空虚也不是社会主义。"把思想文化建设提高到非常重要的位置，说"文化是民族的血脉，人民的精神家园"。一个健康、富足、安乐的社会，必然也是大众心理普遍健康的社会。

中医养生保健的方法虽然很多，但大原则都是心身同调、精神与形体兼顾，只有这样才能获得健康，不生病、少生病。《黄帝内经》中把《上古天真论》列为其著作的第一篇，《四气调神大论》作为第二篇，充分说明中医经典对于精神保养的重视程度。《素问·上古天真论》中说人生活于大千世界之中，"处天地之和，从八风之理，适嗜欲于世俗之间，无恚嗔之心，行不欲离于世，被服章，举不欲观于俗，外不劳形于事，内无思想之患，以恬愉为务，以自得为功，形体不敝，精神不散，亦可以百数"。这是一个健康人应该做到、可以达到的境界。

中医的各种运动养生、饮食养生措施，都是既养身体，也养精神的。中医倡导的不是追求极限运动、竞技比赛，因为极限运动、竞技比赛得到的既不是健康的身体，也不是适中、和谐的稳定情绪。

◆多元共存、适中和谐体现中医的健康取向

世界是整体生成的，天地万物并生、多元共存、相辅相成、逐渐繁荣，这是古人看待世界的观念。中医学充分吸收了这一智慧，体现为时空一体的整体观。

人体虽然起源于单细胞的受精卵，但是逐渐分化而形成四肢百骸、五脏六腑。脏腑、肢体之间，人体与自然环境之间，

不是互不相干的，而是各有分工、互相协作、完整一体、井然有序的。

这种世界万物与人体的有序性，用哲学的语言进行概括，就是阴阳五行思想。一气生阴阳，阴阳生万物。万物之间互相资助、互相制约，如同植物的根、茎、叶、花、果，它们不仅有形态的差异性，也有时空的连续性，完整一体，不可分割，一旦互相隔绝、失去相互联系的关系，就会生病，甚至死亡。中医看待人体的生理、病理、诊断、治疗，都是多元共存的整体关系，都富含着时空整体的观念。

《灵枢·口问》论述人体生理的时候，一直把人放在大自然的万物之中加以认识，人离不开天地四时的变化。《素问·宝命全形论》中说："人生于地，悬命于天；天地合气，命之曰人。人能应四时者，天地为之父母；知万物者，谓之天子。天有阴阳，人有十二节。天有寒暑，人有虚实。能经天地阴阳之化者，不失四时。知十二节之理者，圣智不能欺也。能存八动之变，五胜更立，能达虚实之数者，独出独入，呿吟至微，秋毫在目。"

人吃五谷杂粮，身受六淫之气，难免生病。人体的疾病，虽然从不同角度去理解可以有不同的名称，但是概括起来说，无非是三个方面。

《黄帝内经》中说："百病之始生也，皆生于风雨寒暑、阴阳喜怒、饮食居处。"风雨清湿从体表损伤外部，喜怒不节则直接内伤脏腑，饮食不当则先伤胃肠。这是疾病的开始阶段，得病之后变化的趋向，关系到人体阴阳气血、脏腑正气是否充足、畅通，与邪气斗争的胜负，其盛衰决定疾病的转归，以及病理的虚实、寒热，表现出各种证候、体征，可以被有经验的中医所把握。

中医治疗疾病，不是单一因素在起作用，而是利用药物之间互相配合的组合效应，这是中医方剂兴起的原因。即使是单方一味，也是根据疾病过程的寒热、虚实情况来决定的，"甚者独行"，取其效专力宏，暂时一用。

《素问·异法方宜论》中说："圣人杂合以治，各得其所宜，故治所以异而病皆愈者，得病之情，知治之大体也。"中医的治疗，不单纯依靠药物，而是有很丰富的非药物疗法，并可以在药物治疗的基础上，同时选用针刺、艾灸、按摩、导引等不同方法"杂合以治"，取得理想的效果。

当然，不同的治疗方法也是分别发明出来的，然后在使用的过程之中，经过学术交流，互相渗透、有机结合，达到"和而不同"促进健康的共同目的。

◆布网络、建机制，让中医药知识走近大众

中医药预防保健的方法非常丰富，关系到生活中衣、食、住、行的方方面面，是真正的大众医学，易学易懂，随学随用，因此，非常受民众的喜爱，也非常容易普及、推广。

中医药预防保健的理论和方法，一旦被广大民众所掌握，其防病保健的力量是不可估量的。中医药预防保健的简单方法，虽然难以形成规模巨大的产业模式，不能立刻带来巨大的外汇收益，但是不得病、少得病之后，可以为大众节约大量

医药费用，为国家减轻经济负担、提高劳动能力，是落实"以人为本"非常重要的措施，也是构建和谐社会、实现民族复兴的一个有利因素。

加强中医药预防保健知识的宣传力度，让中医药知识进农村、进社区、进家庭，让中医药预防保健知识深入人心，变成群众的自觉行为，意义重大。

把中医药预防保健的知识写进教材，通过义务教育分段实施，就可以从小做起，使少年儿童养成良好的中医药预防保健习惯，保障青少年健康成长。

实行"中医药走出去战略"，以中医药养生保健技术为载体，传播中医药文化，加强中华文化对世界的影响力，充分展示华夏文明的巨大成果，吸引世界各地的学者前来学习中医养生保健的理论与方法，也是未来发展的一个趋势。

杂合以治，精准不离天地万物

世界是一个整体，关于世界的学问也应该是一个整体，由于人的认识能力有缺陷，才分成了不同的学科（科学），从不同角度认识世界。

传承中医学术，发展中医原创思想，抢救民间中医经验，已经到了刻不容缓的时候了。为了复兴中医，我们必须积极利用国家中医药管理局保护中医传统知识的平台，把真正好的，可行的，可复制，可推广的经验整理出来，推广出去，造福大众，影响世界。

虚、瘀、毒是很多疾病的共同病理基础，患者正气不足，就会"虚处留邪"，风、寒、湿从外而来，水饮、痰湿由内而生，留在容易聚集的地方，淤积日久，影响气血运行，也影响人体功能发挥。久瘀不去，化毒为害，成为浊毒、湿毒、瘀毒、热毒、寒毒，危害身体，破坏结构，比如肿瘤恶变也需要时间蓄积力量及空间环境的条件"支持"。因此，不改变环境，不去除虚、瘀、毒，即使切除了肿瘤，它还容易复发。

"王道无近功，扶正靠养生。"中医有很多养生保健的措施，并且除了辨证论治喝汤药之外，还有食疗，以及"内病外治"的很多方法。香熏法就是很古老的方法，它与艾灸有相似的地方，又有很多不同之处。

中医利用艾灸治病的历史很悠久，孟子曾经说过治疗慢性病，需要"七年之病，求之三年之艾"，治疗的过程是很长的。

利用熏香保健的历史也很长，在河北满城中山靖王刘胜墓、湖南长沙马王堆一号墓、西安法门寺等重要的古代文化遗存中都有材质各不相同的熏笼和熏炉出土。

一般认为，衣服、被褥，甚至居住的房间，只要经过香熏，必定是深染香氲，沁人心脾的，当然这样做也是奢侈的。人们在博物馆看到这些熏香之器，仿佛看到了宫廷达官贵人奢靡的生活，似乎一条蜿蜒的流淌着香气的长河，穿越时空并没有因为时间的漫长而荡然无存。

悠久的历史，神秘的气息，在奔向未来的现代社会，给人们留下了无限的遐想。

说起来，香料、艾草都是生命的结晶，也就是说熏香、艾灸的材料，自古以来都是自然生成的，是天地精华凝聚而形成的。

熏香制作时使用的香料，大多属于中药，有几百种之多，常用的有杜衡、月麟香、甘松、苏合香、安息香、郁金、捺多、和罗、丁香、沉香、檀香、麝香、乌沉香、白脑香、白芷、独活、甘松、山奈、藿香、藁本、高良姜、茴香、木香、母丁香、细辛、大黄、乳香、伽南香、水安息、玫瑰瓣、冰片、龙涎等。

屈原《九歌》记载："被石兰兮带杜衡，折芳馨兮遗所思。"这属于个人佩戴、欣赏的范畴。当然，根据社会的发展，历史上创新出很多使用香料的方法，比如线香、盘香、塔香、香丸、香粉、香篆、香膏、涂香、香汤、香囊、香枕等。

古代较早的香熏，应该产生于陶瓷烧制的年代，也就是有一定的器皿可以燃放这些香料的年代。

根据专家们的研究，在汉朝流行一种叫博山炉的香熏器具，它的设计灵感，应该来源于古老的传说。古代盛传海上有蓬莱、方丈、瀛洲三座仙山，博山炉便是根据这一传说设计的。使用时香料燃于炉中，烟气从盖上的镂孔冒出，既能消除居室内的恶秽之味，除湿，预防百虫叮咬，又可以凭借袅袅上升的香烟，营造出一种空远辽阔的境界。主人就在这样的环境里，获得精神上的慰藉。

南朝人谢惠连在《雪赋》中写道："燎熏炉，炳明烛，酌桂酒兮，扬清曲。"古代士大夫的生活场景及其闲情逸致、高雅情趣跃然纸上。因此，围炉熏香时的场面，也是古代文人雅士、知识分子们的一种追求。

盛唐时期，贵族中还普遍使用一种银质香熏球，其原理与现代陀螺仪相同。熏球内装有两个环形活轴，托起一个小盂，它的重心在下，无论熏球如何滚动，小盂始终保持水平状态，内燃之香料决不会倾覆，不会导致烧蚀衣被的情况出现，设计十分精美。

在唐代，熏笼大为盛行，覆盖于火炉上供熏香、烘物或取暖。《东宫旧事》记载："太子纳妃有漆画熏笼、大被熏笼、衣熏笼。"王昌龄《长信秋词》："红颜未老思先断，斜倚熏笼坐到明。"

西安法门寺也出土了大量的金银熏笼，精雕细镂，非常精致，都是皇家用品。

除了大量的熏笼，还有各种动物形状的熏炉用来取暖，特别是唐以后使用得比较广泛。

宋代一些官宦士大夫家比较流行的是鸭形和狮形的铜熏炉，称为"香鸭"和"金猊"。著名女词人李清照写自己的生活时也多次提到熏香的器具，如在《凤凰台上忆吹箫》里写下"香冷金猊，被翻红浪，起来慵自梳头"。

厅堂书房，围炉熏香，剪灯夜话，是古代士大夫之家充满情致的生活场面。

明清熏炉的制作和使用进入繁荣时期，故宫内大殿、书房、内寝皆置高达三四尺的巨大熏炉，形如金钟鸟笼，多为掐丝珐琅等景泰蓝之精品，亦有铸铜鎏金、錾刻精美的极品。

当时的文人高士，书案上多设造型各异、纹饰典雅的香熏盒，以营造怡性逸情的高雅意境。

西风乍起，时值岁寒，民间还普遍使用以紫铜、白铜、黄铜打制的手炉、脚炉，网盖上皆有镂刻精致的纹饰或吉祥图案，无论乡绅、庶民、小姐、老妪皆人手一炉，已成明清时代一道多彩多姿的市井民俗景观。

根据外形特征熏香可分为原态香材、线香、盘香、塔香、香丸、香粉、香篆、香膏、涂香、香汤、香囊、香枕等。

大数据是新词，实质回归象思维

很多人都没有认识到，西医的诊断就是它的雷达，是为它的治疗服务的，但并不能指导中医诊疗，也不能用它作为评价中医的标准。因为用西医的标准，中医就成了"既发现不了目标，也评价不了结果的聋瞽之学"，就降低为二级学科，不能自立了。这就不能与西医"并重"了，就是"补充"医学了。很多人自愿，甘心做"二等"、当"补充"，这是被西医同化的结果。必须纠正这种"中医没落意识"，自信、自立、自强。这就是"道术并重，走向复兴"。

象数之学是中华文化的传统，也就是《黄帝内经》中说的："是明道也，此天地之阴阳也。夫数之可数者，人中之阴阳也。然所合，数之可得者也。夫阴阳者，数之可十，推之可百，数之可千，推之可万，天地阴阳者，不以数推，以象之谓也。"数可以构成象，但不能取代象。任何象的背后，都有数据做支撑。

还原论是从整体出发，"破碎化"研究对象，由大到小，希望找到构成整体形象的"质点"，一再分析，逐渐到了"基本粒子"，但仍然没有找到物质的本源，也说不清纷繁世界的复杂变化。因此，希望借助微观化的数字说明世界，"数字化地球""数字化人体"都是理想化的模型，不可能"进行到底"，因为地球和人体，都是无限可分的，而且是变化不止，运动不息的。

天地万物互相关联，绝对不是"破碎"之后，就能解释一切，解开所有谜底。

电子计算机能够瞬间处理海量数据，似乎为"以数为本"的学问找到了可以"无往而不胜"的工具。但是，海量数据处理的结果，并不是以告诉人们这些具体数字为目的，人们利用这些数字必须借助计算机的快速计算，希望得到的仍然是"象"。

这样说来，人们似乎还不容易很快明白象和数的关系。

我们举一个简单的例子。比如，"二维码"技术是在条形码基础上发展起来的，看上去是一堆很混乱的线条或图形，但它实际上是用计算机二进制编辑出来的图像，为的是标示这个目标的大量信息，要么等于这个事物，要么不等于这个事物，也就是为了区别不同个体的象。这就是计算机模糊识别，俗称"指纹图谱识别"，都是为了区分不同的对象。

很多时候，象和数的关系是很复杂的。世界上没有完全相同的两片树叶（尽管看上去很多树叶一样），因此每一片树叶的"二维码"也不会一样，自然也就不会有完全相同的人，更不可能有绝对一样的病变和病情。这样说来，"求同存异"的研究规律是必须的，这个"同"，就是"象同"；所谓的异，也就是"数异"。

看上去大致一样的象，背后的数存在着差异；如果只强调数的差异，就会"只见树木不见森林"，也就不可能发现规律。所谓规律，都是反复出现，不断重复的结果，也就是"反者道之动"。其实，所谓的重复，只是"象的重复"，而不是"数的重复"。

重复出现的象，是相似的象。比如白天和黑夜、四季轮回，似乎永不改变。其实，严格地说，每一个时刻，地球在宇宙空间的位置都是不可重复的。也就是说，重复出现的现象，只是大致相同，根源上并不相同，所有的规律都是概率。研究规律，也就是取象比类而已。

数变了，象不一定变；象变了，数一定发生了很大的变化。

现在医院检查的CT、核磁、B超等，都是数据转化、计算机合成的图像，而不是"直接反映的象"。

研究象，就是研究规律。中医几千年来，就是在研究象。四诊的结果，都是"象的描述"，不是数据的表达。中医关于疾病性质、证候特点、病因病机、诊断治疗、药物性能的表述，都是通过象来表述的，而不是通过数。

在象和数的关系之中，中医探索了几千年。《素问·五运行大论》中说："候之所始，道之所生，不可不通也。"候就是物候，是象，取象比类，就是研究规律。

《易经·系辞》中说："是故，法象莫大乎天地；变通莫大乎四时；悬象著明莫大乎日月；崇高莫大乎富贵；备物致用，立成器以为天下利，莫大乎圣人。"

中医之所以能长达数千年而传承不绝，就是因为它善于把握象数关系，掌握了健康和疾病的规律。

现代科学、计算机识别、西医影像检查等一系列的"大数据"研究，都是突破还原论"破碎化数字研究"，在向古老的中华文化"象思维"回归，向中医的学术理念靠拢。

大数据时代，开启了中医复兴的大门。

方剂安全性，依靠中医用药大智慧

《中华人民共和国中医药法》颁布实施之后，国家即将推行经典名方不做临床试验就可申报生产的管理模式，很多人对这样做的安全性表示担心，也有的人对经典名方为何从清代之前的方剂选取提出疑问。

要说清楚这些问题，必须从中、西医使用药物的差异及各自的特点来论述。中药，是在中医理论指导下使用的药物，中医理论的形成经历了长期实践的摸索，通过药物之间君臣佐使的配伍，用相须、相使、相畏、相杀的关系来使药效发挥到最佳，以达到治病救人的目的。如果背离中医理论的指导，以化学成分来分析和使用中药，那么几乎所有中药都存在"说不清"的风险了。

中药，虽然它们大多源自天然的植物，但是在中医理论指导下使用的药物，并不等同于天然植物药。中药理论的创立，经历了几千年反复实践的摸索，有一整套化毒为药、变废为宝的大智慧。背离了中医理论的指导，用提纯化学成分来看待中药，几乎所有的中药都将如同垃圾，潜藏着说不清的风险，就像是说不清、理还乱的一团乱麻。

中医说中药，用象不用数

神农尝百草，中医用中药，不是用化学成分做指导，也不用定性、定量说明疗效，而是用中医概括的升降浮沉、君臣佐使、四气五味来说明治疗的作用。

中医的语言，大多属于"象思维"，也就是虽然中药内部含着海量化学成分的数据，但是中医不用数据说话，而是用图像概括数据。中医的图像，是时空化的图像。比如寒、热、温、凉，不是温度，而是东、西、南、北与春、夏、秋、冬的代名词。东、西、南、北及春、夏、秋、冬背后有很多数据，甚至是海量数据也难以穷尽地表达它们的时空整体变化，但是，中华文化用"四象"就代表了许多复杂的事情。

不用数，而用象，这是中华文化大智慧的体现。这就比如我们使用的手机，如果我们不是使用高级计算机语言，而是用0与1书写各种操作的数据，那就会陷入非常复杂的境地，很多人就用不了手机，远不如使用其他通信工具方便，而且更容易出现错误。

中药不用成分说事，就如同选择水果不用化学成分做标准一样。用化学分析说明苹果与梨、桃的区别，很复杂，也说不出有多少差异，因为它们都含着一定的糖、蛋白质、脂肪酸、微量元素等，拿着这些数据到市场上去购买，就容易出现"张冠李戴"的低级错误；如果用"象思维"做指导，就绝对不会出现"买桃买成梨"的笑话。

中医重视状态，而不是形态

状态可以包容形态，形态不能代替状态。

中药经典名方主要针对病人的整体状态，而不是形态相对固定的病灶形态。因此，中医不推荐一种方药长期服用，而是辨证论治，随时调整方药，这在急性传染病之中最为突出，有六经辨证、三焦辨证、卫气营血辨证等，虽然是不同的指导理论，但都反对始终只用一种方药。危重症的救治，也需要随时调整方药。因此，经典名方如果有中医指导使用，只要辨证准确，随时都可以采用，而不是用某个方剂机械对应某个传染病、某种危重症。

清代之前，中医受西方还原论、机械论医学影响很少，所以目前国家选择经典名方，主要从古代入手。

西方医学对中医来说，虽然提供了另一个医学体系的参照，但是，也构成了对中医固有理论体系的巨大冲击——不承认中医的指导理论，让中医的健康观、疾病观、治疗观、用药观，都发生了"转基因"的"畸形化"变化。

由此看来，经典名方的安全性主要看使用它的人是否具备了中医理论的素养，有没有临床用药经验，而不是依靠化学分析，看它所含的化学成分。

当然，放开经典名方的审批，不是放任，而是为中医临床使用中药提供更多的选择机会，更方便地调整治疗方药，以利于提高疗效、造福大众。

选择名方主要看专家的水平，看这位医生的理论基础和临床经验，而不是其中的化学成分。庸医杀人不用刀，自古以来中医重视每个医生道德修养、技术水平的提高。把临床用药的安全性，建立在医生是否具有变废为宝、化毒为药的智慧，以及是否具有勤求古训、博采众方、活法巧治等基础上。扁鹊名闻天下，可以"生死人"；华佗、张仲景医术高明；孙思邈提出"苍生大医""大医精诚"；李时珍采药修本草，父子一起努力，30多年著成《本草纲目》，都是刻苦奋进、不断实践才有的成就。

只有回归经典，让名方为中医临床提供选择，而不是简单地执方疗病，才能真正摆脱西医疾病模式的束缚，道、术并重，使中医走向复兴。

道、术并重，中医靠特色走向世界

中医与中华民族血脉相连，生死相依，走过了几千年。从伏羲制九针、神农尝百草、岐黄论医理、扁鹊说脉学、仲景定经方，到金元医学争鸣、温病学派崛起，创立了无数人间奇迹，向世界贡献了原创的免疫思想和实用的免疫技术，中医知识逐渐传播，由此改变了瘟疫流行的局面。

在西医传入之后，我国经历了抗生素盛行、手术、化学药物、过度检查的医疗时期，终于迎来了追求"健康中国"，把健康融入所有政策，全面"大健康"的新时代。毫无疑问，一百年来，国内外学术环境发生了重大的变化，有着几千年辉煌历史的中医学所走的道路是十分坎坷的。中医队伍衰落，核心理念不断被西化、改造，乡以下再难见中医身影，城里的中医院不姓"中"，中医的理论不被承认，远没有达到国家希望的"中西医并重"，只是勉强的"中西医并存"。

反思百年中医事业的衰落，首先是"道的困惑"，此前号召的"中西医结合"的指导原则是"求同存异"，以西医的解剖和疾病标准为基础，结果"中医逐渐丢了自己"，失去了自信。如今，要想迈步走向复兴，必须"求异存同"，彰显个性，扬旗击鼓发展自身，"道、术并重"，走向复兴。中医的道，是大道，是"由小到大的生成之道"；西医的道，是破碎化的"由大到小的构成之道"。

生成的生命有结构，生成可以包容构成，中医可以包容西医；西医只是中医"急则治标"的补充措施，不能主宰人体的生命之道。

恢复与弘扬中医的"生成之道"，把"生成之道"融入所有的诊疗过程，依靠提升、挖掘人体"内在的卫生资源"，才能解决治病养生问题，才能彰显中医药的魅力和作用。

随着《中华人民共和国中医药法》（以下简称《中医药法》）的贯彻实施，中医事业的复兴已经迈开了步伐，比如"中医诊所备案制""中医师承与确有专长人员考核之后获得执业资格"；有的还未完全做到，比如"中医制剂备案制""中医经典名方无须临床就可以申请生产批号"；有的还未尽如人意，比如"中医院的西化问题""中医科研导向仍然是老鼠点头"、硕士研究生人才培养"规培三年"、人才评价只重视SCI论文、投入大把科研资金用于跟着西方所谓"精准医疗"亦步亦趋等，许多历史问题仍然存在。中医仍然处于"末法时期"，也就是"废医存药"的时代。学术界、科学界不承认中医的指导理论，阴阳五行、脏腑经络、气血精津液等都不算科学语言，认为中医的疾病之说不能采信，中医病名不能算诊断。只认为中医有技术和方药，并且说"技术需要规范、方药需要研究"；辨证论治去掉"辨"和"论"，被扭曲为"分型治疗"；"杂合以治"被挡在"靶点治疗"之外，中药经典名方的研究空间被提取化学成分所挤压。中医仍然处于"废医存药"的时代，这与《中医药法》的立法宗旨是不一致的，需要大力破除中医头上的"紧箍咒"，脚下的"裹脚布"。

落实《中医药法》，就应该做到"开展中医药服务，应当以中医药理论为指导，运用中医药技术方法"。扭转中医西化、异化及改造中医的路线错误，应该回到"以中医药理论为指导"的正确方向，这才是中医事业发展的正确道路。目前一系列错误的方法正在大行其道，改造中医的行动"方兴未艾"。

我们必须"道、术并重"，道以术显，术以载道，才能走向中医事业的复兴。"一技之长"是"确有专长"的基础，没有"一技之长"，何来"确有专长"？

因此，世界中医药学会联合会"一技之长专业委员会"的成立，承载着巨大的历史使命，它的宗旨是：致力于凝聚中医药医术确有专长人员，帮助其经过考核取得行医资格；依法做好一技之长的搜集整理、研究验证、总结提高、成果展示、开发推广，以及探索培育后继人才，强化继续教育；保护中医药传统知识，发展中医药事业；为世界各地有关机构输送中医药专业技术人员，运用和推广适宜的中医药技术方法等。

◆ "中医之道"有不同层次与不同表述

（一）中医是整体生成之道

生成的生命，从无开始，"以无为本"；生成的生命有结构，与天地万物的环境因素紧密相关。

西医从研究人体现有结构开始，属于"结构决定功能"的构成论，也属于"以有为本"的学术体系，与环境的关系因为"看不到"而不紧密、不确定。

因此，中医的视野大，包容的内容多，有明物质，也包含大量的"暗物质"。西医主要研究"明物质"，需要不断发现"暗物质"。中医之道大，西医之道小，这是因为"生成"可以包容"构成"，中医可以包容西医。

（二）中医是形神一体之道

中医五脏是"五神脏"，主张"形神一体"，凡是有皮、脉、筋、骨、肉的地方，都与五脏有关，也就是形与神密不可分，是一体两面。

西医认为，人的精神与五脏无关，只和大脑皮层有关系，是神经系统的功能。所以，可以说中医是"形神一体之道"，西医属于"形神分离之道"。

（三）中医是"多元并存、整体和谐"之道

中医认为五脏之间的关系，与天地自然相应，其规律除了有阴阳之间的平衡关系之外，还有五行之间相互滋生、相互克制的关系，不能一脏太过，一脏太弱，更不能去掉某个脏腑。

西医认为，脏腑之间虽然有联系，但是也可以分割。整体或者部分切除某个脏腑，人体照样可以生存，不存在脏腑之间生克制化的关系。

（四）中医是"内外相关"之道

中医的诊察手段，依据内外相关的整体性原则，可以通过人体色、脉、气味反映人体健康状况，不需要深入人体的内部进行检查，因此，"内病外诊"属于中医的独门绝技。

西医认为，人体外在的表现都是肤浅的，虽然可以预示某些病变，但是并不可靠，需要深入到体内，看到具体结构的异常，或者见到血液、体液的异常，才能判断人体有病。

（五）中医是"内病外治"之道

中医很多治疗措施是通过在体表、肢体远端的施治来解决内在疾病的，如针刺、艾灸、按摩、拔罐、膏药、熏洗等。即使是喝汤药，也是借用自然物质的气、味、声、色，与内在的脏腑、气血津液、血脉经络互相联系，互相影响。

西医认为，脏腑有病，必须改造其结构，或者改变其内在的理化性质，因此，经常使用外力，常采用体内切割、纺织导管、支架、假体替代等手段进行治疗，也就是说外科不属于外治，是"内病内治"理论指导下直接作用于病灶的技术。

（六）中医是"杂合以治"之道

中医的治疗措施之间，经常是多元并举，帮助患者自身恢复健康，往往形神兼备、衣食住行、内服外用相结合，充分发挥各种治疗措施的特点，"活法巧治"是中医推崇的，绝对不是长期使用一种不变的方法，让人"终身服药"。即使是一味中药，也是复杂成分所组成的。

中医用象说明病证与药物的关系，而不是靠化学成分。西医大部分的治疗手段都崇尚或主张单一性，因此，划分了内、外科，还有更多的以器官为单位，甚至是以疾病为单位的科室和治疗单元。一旦涉及其他科室，就需要会诊、再会诊；内服的药物，尽量用一个化学成分解决问题，这是西医的最高标准，因为在研究这个化学药物的时候，都要排除其他因素的干扰，在非常纯化的条件下，连老鼠都是同一种属，治疗过程尽量避免偏倚。

（七）中医是"用象代数"之道

自古以来，古人就了解到世间万物都有数、有象，是象与数的统一体，《河图》《洛书》《周易》《老子》之道，生命之学都是这样，都有数，是天地自然之数，也是"大衍之数"，分阴阳，有五行，讲生成。

但是，这些数组合起来，构成象，表征事物。事物的变化，有数的变化，也有象的变化。数变是微观的、渐进的，象变是巨大的，也是剧烈的。比如，日积月累，有春、夏、秋、冬"四象"之变化；铜壶滴漏，有昼夜、阴阳之不同。数变的时候，象不一定变；象变了的时候，数一定发生了很大的变化。

立象尽意，是古人说明事物的基本方法。

《周易·系辞》中说："书不尽言，言不尽意；然则圣人之意，其不可见乎？"孔夫子说："圣人立象以尽意，设卦以尽情伪，系辞焉以尽其言，变而通之以尽利，鼓之舞之以尽神。"《素问·五运行大论》中说："夫阴阳者，数之可十，推之可百；数之可千，推之可万。天地阴阳者，不以数推，以象之谓也。"中医的脉诊是脉象，中医的病证描述，辨证论治的寒热虚实，用药的四气五味，也都是用象来描述的，数被象涵盖起来，"隐而不显"了。

◆中医之术"杂合以治"活法巧治

（一）"杂合以治"不是靶点给药，不是对抗治疗

在《素问·异法方宜论》之中，黄帝与岐伯讨论医学问题，他问："医之治病也，一病而治各不同，皆愈，何也？"

这个问题很高明，的确是中医治病技术的特色，也很不容易回答。在这个提问之中，首先是很多医生都面对同一个"病"，但为什么会有"五花八门"的治疗方法？这么多技术手段，为什么不是"唯一正确"，却都不仅是有效，而且能"治愈"？这是几千年中医临床治病特色的真实写照，都是名医，有的主张寒凉，有的主张温补；有的使用内服，有的使用外治；有的用药，有的却不用药。

岐伯的回答，充满智慧而又耐人寻味，他说："地势使然也。"当然，地势不仅是方位的区别，还有时空的差异。

岐伯说："故东方之域，天地之所始生也。鱼盐之地，海滨傍水，其民食鱼而嗜咸，皆安其处，美其食。鱼者使人热中，盐者胜血，故其民皆黑色疏理。其病皆为痈疡，其治宜砭石。故砭石者，亦从东方来。"东方这个地方，是"天地之所始生"，每天的太阳升起于这里，万物滋生，与东方、春天有关系。一方水土，养一方人，这里最先发明和了解了砭石。砭石不仅是治病的工具，也是人类最早的治病工具。

岐伯讲完了东方，立即就谈到西方。西方在古人的心目之中，一直是一个很神秘的地方，周穆王与西王母的传说，令很多人对西方充满想象，老子出关之后，也是到西方去。《山海经》的"大荒西经"中，也记载了很多神奇之物。

岐伯说："西方者，金玉之域，沙石之处，天地之所收引也。其民陵居而多风，水土刚强，其民不衣而褐荐，其民华食而脂肥，故邪不能伤其形体，其病生于内，其治宜毒药。故毒药者亦从西方来。"西方属金，是"天地之所收引"的地方，西方也是秋天的象征，其地理位置决定这里多有砂石、金玉，水土刚强，民众豪迈，体质强壮，生病多在体内，治疗多用药性猛烈之品。

说过了东、西（春、秋），就到了南、北（水、火）。

岐伯说："北方者，天地所闭藏之域也。其地高陵居，风寒冰冽，其民乐野处而乳食，脏寒生满病，其治宜灸焫。故灸焫者，亦从北方来。"

人们战胜寒冷，少不了艾灸，因此，北方寒冷之地，使用火烤、艾灸治疗疾病，也就很早被发明出来。能够生长在北方的艾草，自然也不同于南方。北方人的肌肤比南方人的肌肤致密，发汗的时候，所用的药力也不一样。

岐伯不愧是一个"上知天文，下知地理，中知人事"的大学问家。他认为南方炎热，属火，有利于万物长养，但是由于开泄太过，经常损失津液、气血，所以容易得病，治疗应该使用针刺。

岐伯说："南方者，天地所长养，阳之所盛处也。其地下，水土弱，雾露之所聚也。其民嗜酸而食胕，故其民皆致理而赤色，其病挛痹，其治宜微针。故九针者，亦从南方来。"

东、西、南、北相当于春、夏、秋、冬，有不同的万物"四象"，即使寒、热、温、凉四气，也能概括不同的疾病属性。

岐伯说："中央者，其地平以湿，天地所以生万物也众。其民食杂而不劳，故其病多痿厥寒热。其治宜导引、按跷，故导引、按跷者，亦从中央出也。"

中央属土，古老的《河图》《洛书》，都把土放在中央，《国语》中说："土与金、木、水、火杂而成万物"，也就是天一生水，地二生火，天三生木，地四生金，天五生土，这是"生数"，生数加上"五"，就是"成数"。因此，地六成水，天七成火，地八成木，天九成金。

中央属土，生数为五非常重要，是中医的生成之道最早的表述。四方虽然各自"雄踞一方"，但是必须经过中央土的"杂合"，生成之学才能建立。

"杂合以治"的道理，竟然如此深奥！

岐伯说："故圣人杂合以治，各得其所宜，故治所以异而病皆愈者，得病之情，知治之大体也。"

（二）辨证论治富含着"活法巧治"的智慧

"辨证论治"这个词语虽然出现得比较晚，但是它的精髓早就化生于张仲景的"随证治之"。这个学说立足于疾病状态的不断变化，外感病有六经阴阳、表里、寒热、虚实之别，内伤病也因为饮食起居、情志变化而起伏，随着日月阴阳运转而不同。辨证论治不是"分型治疗"，辨证的过程就是运用医学理论的过程，"候之所始，道之所生"。

论治的过程也是医患交流，医者调动既往知识、经验的过程，不是在西医病名底下分型对号、一直不变的分型治疗。

证是随时在变化的，有规律可循，立足于"以无为本"，疾病的"有"，来源于"无"；病人找医生，就是因为不在"无病"，有了痛苦，希望借助于医生消除痛苦；医生确立一个病证，就是为了消除这个病证，而不是为了诊断清楚它是什么。

有病的原因，多是"邪之所凑，其气必虚"，虚处留邪，久瘀成毒，影响气血运行及脏腑的生理功能，就出现了各种病证。"扶正祛邪"，以人为本，活法巧治，是中医智慧的体现。

无论是内服、外用，还是饮食、起居，各种治疗方法，只要有利于患者恢复健康，都可以发挥作用，不局限于某种方法，更不必"终身服药"。

（三）施治于外，神应于中，是中医的独门绝技

中医根据河图、洛书的"生成"原理，认为天地万物都是自然生成的，有表里，有内外，每一个生命，都随着天地时空的变化而改变。

因此，生命是一个整体，自然生成，内在的脏腑与外在的皮脉筋骨肉、四肢百骸、五官九窍息息相关，与天地四时阴阳

的消长密不可分，一旦人体由有序转为无序，气血运行、升降出入背离了常态，就会产生疾病。

治疗疾病无须深入体内切割，更不需要一一对应靶点，在体表使用恰当的方法，在远离脏腑的四肢针刺、拔罐、艾灸、按摩、膏药、贴敷，都有利于人体恢复有序，重返健康，即使是癌症、类风湿、各种增生等的疾病，也可以通过这些"不起眼"的"内病外治"，达到治疗的目的。

西方医学重视结构，忽略人体内在卫生资源的巨大作用，把健康的主宰依附于外力的干预。

看上去好似中药的草根树皮，经过神农尝百草，变成了低碳环保的治疗药物。化毒为药，变废为宝，需要借助中医的大智慧，否则，用化学成分看中药，用分子靶点说中医，就会走到否定中医的错误道路上去。

（四）身心同调是中医的特色

中医认为，五脏是五神脏，"形神一体"，不可分离，而不是把精神归结为大脑皮层。因此，中医治五脏，就是治精神。

《素问·举痛论》中说："百病生于气也，怒则气上，喜则气缓，悲则气消，恐则气下，寒则气收，炅则气泄，惊则气乱，劳则气耗，思则气结。"喜伤心，悲伤肺，怒伤肝，忧思伤脾，惊恐伤肾，也就是说六淫太过，伤人皮毛、肌肉、血脉、筋骨，而七情太过则直接伤脏腑。所以，中医治疗不能"唯物质论"，不能只说化学成分，而必须注重患者精神的调理。

（五）药食并用，寓药于食

中药的起源，有神农尝百草的传说，很多中药的发现，都与古人寻找食物有关系。

中医对药食同源的应用，历史悠久，经验很多，方法丰富。《神农本草经》的三品分类，就是用上品药，如人参、甘草、地黄、大枣等"主养命以应天，无毒，久服不伤人"；中品药，如百合、当归、龙眼、黄连、麻黄、白芷、黄芩等"主养性以应人，无毒有毒，斟酌其宜"；下品药，如大黄、乌头、甘遂、巴豆等"主治病以应地，多毒，不可久服"。《神农本草经》的告诫，来自长期的实践观察，是千百人、千万人的经验积累，值得我们重视。

上品无毒的药物养命，久服轻身、益气、延年，对于适合的人，可以和食物一样，或者加在食物里，长期服用，有益而无害。中品养性，有毒无毒，可以调理身体，不可久服。下品有毒，用来治疗疾病，需要辨证论治，不应该随意食用。

（六）医养结合，养重于治

生命不能创造，只能保养，因此养生是每个人一生的课题。不得病比治病重要，让人不得病的措施，不是经常体检，也不是依靠"医保"，而是挖掘"内在的卫生资源"，向内求，维护人体的正气，"不妄作劳""心安而不惧""德全不危"，有饮食起居养生、顺时养生、运动养生等，中医有很多方法。

　　养生不是吃药，有的时候可以吃药辅助一下，但不能把吃药当作养生不可缺少的东西。一个人可以经常"被帮助"，但是不能经常"被拯救"。中医是"我来帮助你"的医学。

　　养生的重要法则，是"法于阴阳，和于术数"，是"主明下安，以此养生则寿"，养心为上。如果只相信大仪器、高精密仪器，经常"从头到脚"检查，就会误入医学丛林，吃尽"过度检查、过度医疗"的苦头。

　　我们正处于"被医保"的时代，不要为了"报销费用"而"享受医疗"，要养生保健才能维护健康。养生保健不是"营养说了算"，要根据自己的身体情况，因人、因时、因地制宜，而不是迷信偏方。

　　总之，中医是"道术并重"的医学体系，重术轻道，衰落难逃；在面对西医的时候，如果只是"求同存异"，就容易"丢了自己"。

　　只有坚持"道术并重"，与西医"求异存同"，彰显中医个性，中医才能逐渐走向复兴。